この1冊で極める
胸痛の診断学

あわてずに正確な診断をつけるために

著 横江正道 名古屋第二赤十字病院第二総合内科部長

文光堂

序　文

　「胸が痛いんです！」と訴えて，病院や診療所に来られる患者さんは，なにかしらすでに緊急性が高いと医師は感じます．それは，心筋梗塞や狭心症，大動脈解離，肺塞栓や気胸などの鑑別診断が頭をよぎるからでしょう．しかも，一歩，間違うと命に危機が及ぶ病気が多く，また，一分一秒を争うこともあるため，医師もまた，胸をドキドキさせながら対応することになります．
　そんなことが目白押しの胸痛ですから，「胸痛は怖い」，「胸痛は苦手」という方も多いのではないでしょうか？
　私も決して，「胸痛が大好き！」というわけではないのですが，過去の経験から，この本を手に取っていただいた方に，少しでも落ち着いて対処できるよう，胸痛の診療をすることに少し自信を持ってもらうことができればと思っています．つまり，「胸痛の恐怖感」を減らすのがこの本の狙いです．
　でも，みなさんがすでに経験されているように，胸痛は，いつもいつも怖いものばかりではありません．実は怖い胸痛じゃなかったときに，なんだか，「あれは何だったんだろうか？」というような診断がとても悩ましいものだったことがある方も多いのではないかと思います．そのような意味で，胸痛の診療に不確かさを感じたときの「裏の胸痛の恐怖感」もあるような気がしてなりません．そうした悩ましい胸痛の正体に近づけるよう，この本ではあまりよく知られていない胸痛を起こす病気にもフォーカスを当てていきます．とにかく，怖がらずに，嫌がらずに胸痛にアプローチできるようになることを願っています．

2019年4月

横江正道

目 次

第Ⅰ章 胸痛診療の5ヵ条（総論） ―――――― 1
①年齢という前提条件 2／②「胸痛」はぱっと見重視！ まず見る！ 聞く！ 感じる！ 3／③ヤバいの次はバイタルサイン 4／④ヤバい時こそ，酸素を流そう！ 4／⑤余裕があってもなくても鑑別診断 5

第Ⅱ章 見逃すわけにはいかないメジャーな胸痛 〜いわゆる5 Killer Chest Pain〜

A 急性冠症候群 ―――――― 12
①概論 12／②病態 12／③好発年齢 12／④リスクファクター 12／⑤身体所見 13／⑥検査所見 13／⑦治療 14／⑧合併症 15

B 大動脈解離 ―――――― 16
①概論 16／②病態 16／③好発年齢 16／④リスクファクター 18／⑤身体所見 18／⑥検査所見 18／⑦治療 19／⑧合併症 20

C 肺血栓塞栓症 ―――――― 21
①概論 21／②病態 21／③好発年齢 21／④リスクファクター 21／⑤身体所見 22／⑥検査所見 23／⑦治療 25／⑧合併症 26

D 緊張性気胸 ―――――― 27
①概論 27／②病態 27／③好発年齢 28／④リスクファクター 28／⑤身体所見 28／⑥検査所見 28／⑦治療 29／⑧合併症 29

E 特発性食道破裂 ―――――― 30
①概論 30／②病態 30／③好発年齢 30／④リスクファクター 30／⑤身体所見 31／⑥検査所見 31／⑦治療 31／⑧合併症 32

第Ⅲ章 知っておくと役に立つ胸痛の鑑別疾患

A 消化器関連 ―――――― 36
①GERD・逆流性食道炎 36／②びまん性食道けいれん 39／

③アカラシア　42／④Mallory-Weiss 症候群　43／⑤胃潰瘍，十二指腸潰瘍　45／⑥胆石発作　46／⑦急性胆囊炎　49／⑧急性膵炎　51

- B 呼吸器関連 ─────────────────── 55
  ①胸膜炎　55／②肺炎（膿胸，肺炎随伴性胸水貯留）　59／③気管支炎　64／④肺がん　65／⑤縱隔炎・縱隔洞炎　67

- C 心臟 ───────────────────── 71
  ①心膜炎（心外膜炎）　71／②大動脈弁狭窄症　74／③たこつぼ型心筋症　77

- D 皮膚・乳房 ─────────────────── 81
  ①帯状疱疹　81／②乳腺炎　83／③Mondor 病　85

- E 肋骨・肋間 ─────────────────── 88
  ①肋骨骨折　88／②肋軟骨炎　90／③ティーツェTietze 症候群　92

- F 胸骨・鎖骨関連 ──────────────── 95
  ① sternalis syndrome（胸骨筋症候群）　95／②剣状突起痛　97／③胸鎖関節亜脱臼　99／④SAPHO 症候群　100

- G 脊椎・椎体・椎間板関連 ─────────── 104
  ①頸椎症　104／②脊椎腫瘍・脊髄腫瘍　106／③脊椎圧迫骨折　107／④頸椎ヘルニア　108／⑤脊椎炎　110

- H その他 ──────────────────── 113
  ①不安神経症（心臟神経症・過換気症候群）　113／②パニック症（パニック障害）　115／③身体表現性障害　118／④ precordial catch syndrome　119

第Ⅳ章　病歴からのアプローチ
～主訴「胸痛」からの病歴への展開～

- A 発症時間・経過 ──────────────── 126
- B 胸痛の部位・放散痛 ─────────────── 128
- C 痛みの性状 ─────────────────── 131
- D 痛みの強さ ─────────────────── 133
- E 随伴症状 ──────────────────── 134
- F 増悪因子 ──────────────────── 136
- G 寛解因子 ──────────────────── 137

| H | 危険因子 | 138 |
| I | 既往歴・治療歴 | 139 |

第Ⅴ章　身体所見からのアプローチ

A　胸痛の鑑別に有用な診察所見 ———— 142
①頸部の診察　142／②胸部・胸郭の視診・触診　142／③心音の聴取　144／④呼吸音の聴取　144／⑤腹部の診察　145／⑥四肢の診察　145／⑦その他の所見　146

第Ⅵ章　検査の組み立てとその評価

A　検査の流れ ———— 148
B　各検査 ———— 149
①血液検査（血算・生化学）　149／②12誘導心電図　149／③胸部X線　151／④胸部CT（単純・造影）　151／⑤肋骨単純X線　151／⑥MRI　151／⑦骨シンチグラフィ，Gaシンチグラフィなど　152／⑧超音波　152／⑨上部消化管内視鏡　153

第Ⅶ章　ケーススタディで学ぼう
～胸痛・胸部不快感で来院した11症例のファイル～

症例1	不安定狭心症	156
症例2	STEMI（ST上昇型心筋梗塞）	159
症例3	大動脈解離	162
症例4	緊張性気胸	165
症例5	急性心膜炎	168
症例6	肺塞栓症	171
症例7	食道破裂	175
症例8	肺炎（肺炎球菌性肺炎）	179
症例9	心臓神経症	182
症例10	胸鎖関節炎	185
症例11	逆流性食道炎	188

索引 ———— 191

MEMO
こんな胸痛もある！「がんの胸骨転移」——————————— 103

TOPICS
胸やけって結構，複雑で難しい！——————————————— 39
胸膜癒着術——————————————————————— 59
肺炎を疑っているときに胸部単純X線写真はいつ撮るとよいのか？——— 63
肺炎の診断に関して———————————————————— 63
Lemierre症候群（頸静脈化膿性血栓症）———————————— 70
心膜摩擦音—————————————————————————— 74
Tietze症候群と肋軟骨炎の微妙な違い——————————————— 94
救急外来で診る胸痛患者におけるパニック障害の割合——————— 117

Small Tips
鉛中毒————————————————————————————— 112

私たちの経験
病名がつく胸痛？ つかない胸痛？————————————————— 34
ブラジャーのワイヤーがあたるところが痛い———————————— 124

第 I 章

胸痛診療の5ヵ条
（総論）

　胸痛は読んで字のごとく，まさに胸が痛い！　でも，胸には心臓，肺，縦郭，そして食道があるが，それらの臓器を包む，肋骨や肋間筋，肋間神経が存在する．また，その上には皮膚が覆い，胸部と腹部の境には横隔膜がある．胸と腹との境界はおよそ見分けがつくものの，こと痛みに関しては，その境を超えることもあり，腹部疾患の放散痛が胸部や背部に及ぶようなこともみなさんはすでにご存知であろう．

　まずは，胸の痛みの場所とその痛みの特徴を把握することが診断には重要である．ただし，時間に猶予がない状況，すなわち生死をさまよう胸痛では，ゆっくりと患者から話を聞いている時間がない場合もあるため，とにかく処置を先行しなくてはいけないときもある．ここでは，総論として，胸痛の全体像を紐解いていく．

第Ⅰ章　胸痛診療の5ヵ条(総論)

胸痛診療の5ヵ条

　胸痛診療を行うにあたっては，以下の5つのチェックポイントがまず重要である．この5つのチェックポイントについて，順を追って解説する．

胸痛の5つのチェックポイント
1. 年齢・世代
2. ぱっと見
3. バイタルサイン・聴診
4. ためらわず酸素投与
5. 鑑別を頭においた病歴聴取

① 年齢という前提条件

　激しい胸痛を自覚した20歳代の患者はそんなに多くないはずである．急性冠症候群 acute coronary syndrome（ACS）の多くは40歳代以降の人に起こることが多く，20歳代のACSはいないわけではないが，本当に診断がついたら，おそらく多くの先生が「まじで!?」となるはずである．
　これは大動脈解離でも同じことがいえる．Marfan症候群などを除けば，ほぼ疫学的にはまれな状況になると思われる．すなわち，若年者では気胸が多く，ACSは決して多くないと，多くの人が想像されるはずである．だから，若い人の胸痛と，中年以降の人の胸痛では，鑑別疾患に違いがあり，胸痛を考えていくうえではひとつの前提条件になりそうである．よって，誰にも言われることもなく，すでに頭の中で自動的に「この疾患はありそうだ」とか「なさそうだ」とか，直感的に鑑別診断・除外診断が進んでいることもあるであろう．しかし，どんなときでも，思い込みだけで考えを進めていくのは危険である．うまくいかないときにこそ，エラーは

起こりうるものであり，時と場合によっては，原点に立ち戻って考え直すことも正確な診断への道のりをたどるうえで重要である．

② 「胸痛」はぱっと見重視！ まず見る！ 聞く！ 感じる！

　胸痛の診察では，第一印象がすごく大切である．外来診療の中でも，胸痛の人が待合室で待っているとなると，多くの先生はきっと，「バイタルサインを先に測っておいてください」とか，「ちょっと，顔だけ見てきてもらえますか」などと看護師さんに頼むこともあるであろう．もうすでに，胸痛のヤバさを感じながらも，適切なアプローチを開始していると思う．忙しくて自分は手が離せなくても，誰かが「見る，聞く，感じる」を皮切りにスタートする．すなわち，とにかく，放置しないことが大切である．救急外来ではトリアージナースがトリアージをして，緊急度が高ければ，早めに対応することもあるだろう．その点で，胸痛の患者は，やはり，見た目，すなわち「ぱっと見」が重要である．

　呼吸が促迫しているのか，冷や汗をかいているのか，胸を押さえこんでいるのか，はたまた，ひどい喘鳴が聴診器なしでも聞こえるのか，など，ヤバさは千差万別である．そうしたぱっと見の第一印象が極めて重要である．もしも，ぱっと見で重症感を感じたのであれば，次に起こりうるリスクをどんどん考えていくことになる．酸素投与や輸液ラインの確保，心電図モニター，またはモニター付き除細動器の手配など，命を救う手当てを何かしら進めていくことが鉄則だと思われる．

> **1行必殺技**
> いま大丈夫でも，この先ヤバくなる胸痛があることを知ろう！

> **1行必殺技**
> 心電図がまずは一番簡単にできてすぐに判断できる簡易な検査！

③ ヤバいの次はバイタルサイン

　病歴聴取も大切ではあるが，胸痛の場合は，まずはバイタルサインの確認に努めることが胸痛の場合，肝要である．意識レベル，血圧，脈拍，呼吸回数，酸素飽和度（SpO_2）がわかると，次に何をしてよいかがよくわかるはずである．

　血圧が極端に高い時も，極端に低い時も，緊急性が高いと判断できるし，脈拍が異常に早い時も，異常に遅い時も緊急性が高いと判断できる．また，呼吸回数が20回/分以上のときも，肩で息をしている努力様呼吸のときも，激しい喘鳴のときもおそらく対応を急ぐことになるだろう．即座に酸素，点滴，心電図モニターを手配して，診断・治療へと次の手をどんどん打っていかなくてはならない．もちろん，持てる知識から冷静に，血圧の左右差を測定したり，呼吸音の左右差を確認したり，心音の異常を確認する必要もある．急いでいても，ポイントとなる所見の確認を怠らないのがプロの技である．

> **1行必殺技**
> 解離を考えるならば血圧の左右測定を忘れてはならない！

④ ヤバい時こそ，酸素を流そう！

　胸痛の対応が腹痛や頭痛と違う最大のポイントは，循環器系と呼吸器系の主要臓器が存在するのが胸にあることにだと思う．すなわち，循環・呼吸のトラブルから酸素が足りなくなることが往々にして多く，低酸素の状態がその人の命を左右することにつながる可能性があるからである．だからこそ，呼吸障害，循環障害が起これば，大気中の21％の酸素では体がもたないので，さっさと酸素を投与しないとヤバいことになる．

　突然発症の胸痛の場合，病態から考えてみると，血管が詰まっている，攣縮している，破れている，肺に穴が開いて，肺に血液が流れていないことに起因する．すなわち，それらは結果的に酸素不足に陥る．その酸素不足を少しでも解消するうえで一番簡単にできることは酸素投与である．下手な知識があるとCOPD（慢性閉塞性肺疾患）では大量の酸素を流しては

いけないと躊躇してしまうこともあるかもしれないが，まずはいま，目の前で命を落とさないためにすべきことは何かを考えなくてはいけない．

ABC（A：Airway, B：Breathing, C：Circulation）の安定化が何より優先される場合，誰でもすぐにできる気道確保や酸素投与などの対応を進めていこう．そうすれば，まずは自分もほっと一息，落ち着ける状況ができるのではないだろうか．自分が酸欠にならないように，ヤバい胸痛では「急がば酸素！」と覚えておこう．

ただし，最近では敗血症においては，酸素の過剰投与が有害であるという報告もある．その点からすると，やはりなんでも単純に酸素を流しておけばよいというものではなく，適切な対応を学んでおくことは重要である．

> **1行必殺技**
> ヤバいと思ったときは酸素投与，モニター装着！

⑤ 余裕があってもなくても鑑別診断

ここまでのところ，緊急性の高い胸痛を意識してその病態を考えてきたが，いつも緊急性が高いものばかりとは限らない．冷や汗も息切れもなく，3ヵ月前からの胸痛という患者も外来にはやってくる．バイタルサインも問題ない．仕事も普通にしており，食事も睡眠も普通だという人もいる．こうした患者には急いで酸素を流すことはない．ゆっくりと病歴聴取を進めよう．でも，経験的に，胸痛といえば慌てる病気のことばかりを学習していて，慌てなくてもよい胸痛の勉強を大学でした覚えは正直ない．よって，世の中には，慌てなくてはいけない胸痛と慌てなくてもよい胸痛があり，病歴聴取もそれぞれのポイントを絞って聞いていくべきであろう．その点で，胸痛においても幅の広い鑑別診断を考えることが重要である．

胸痛の鑑別診断を考えるとき，5 killer chest pain は命に危険を及ぼす胸痛として，どうしても避けては通れない．心筋梗塞または心筋虚血，肺塞栓症，大動脈解離，緊張性気胸，特発性食道破裂の5つであるが，まさに突然発症（sudden onset）の胸痛の代表例である．

突然発症であることが多く，いつから始まったのかが明確であり，発症から受診までの時間も短く，しかも，激しい痛みを訴えていることが多そうである．

もちろん，動脈硬化や血栓のリスクなども病歴聴取上，確認しておく重要なポイントであり，喫煙歴の確認も大切である．食道破裂に関しては激しい嘔吐などの病歴も確認すべきだろう．聞きたいことはたくさんあるのだが，往々にして，"5 killer chest pain"を考えているときにはおそらく時間に猶予がなく，鑑別診断と同時に救命処置も進めなくてはいけないため，ポイントを確実に押さえた病歴聴取がなされるべきである．

一方で，慌てなくてもよい胸痛では，じっくりとその痛みの状況をよく聞き，ひとつひとつ確認するくらいのペースで進めることも可能である．

ところで，一般的に胸痛というと日本人は，きっと英語ではChest Painと訳すと考えがちであるが，ハリソン内科学には，chest painではなく，chest discomfortが胸痛にあたる用語として載っている．よって，英語で文献などを探す際には，chest discomfort（胸部圧迫感）を念頭におかなくてはいけない．

> **1行必殺技**
> 胸が痛いといわなくても胸が苦しい，息が苦しいときも 5 killer chest pain を考えよう！

ある論文に掲載された心筋梗塞以外の胸痛での入院患者の疾患リストを表に示す（表1）．この表からもわかるように胸痛の鑑別診断には，胃食道疾患，虚血性心疾患，胸壁症候群，心外膜炎，胸膜炎／肺炎，肺塞栓症，肺がん，大動脈瘤，大動脈弁狭窄症，帯状疱疹が上がる．胃食道疾患では，逆流性食道炎や消化性潰瘍（胃潰瘍・十二指腸潰瘍），胆石，膵炎などが含まれており，また，表2では心疾患以外の胸痛は，非心臓性胸痛non-cardiac chest pain（NCCP）として区別されている．

消化器系疾患，呼吸器系疾患以外では，筋骨格系の異常として，肋骨骨折や肋軟骨炎，結合織炎が鑑別に上がる．また，心因性異常として，不安神経症，パニック症候群，過換気，身体表現性障害なども胸痛の鑑別に上がってくる（表2）．

図1にもあるように急性疾患の多い救急外来においても，胸痛の訴えで

表1 心筋梗塞以外の胸痛

診断	n（%）
胃食道疾患	85（42）
虚血性心疾患	64（31）
胸壁症候群	58（28）
心外膜炎	9（4）
胸膜炎／肺炎	4（2）
肺塞栓症	5（2）
肺がん	3（1.5）
大動脈瘤	2（1）
大動脈弁狭窄症	1（0.5）
帯状疱疹	1（0.5）

(Fruergaard P, Launbjerg J, Hesse B, et al：The diagnoses of patients admitted with acute chest pain but without myocardial infarction. Eur Heart J. 17（7）：1028-1034，1996 より引用改変)

表2 非心臓性胸痛 non-cardiac chest pain（NCCP）

\	心臓に由来せずに胸痛をきたす疾患
肺	肺塞栓症 気胸 肺炎 胸膜炎
消化管	胃炎・胃潰瘍 食道疾患（逆流性食道炎，食道痙攣，食道炎） 胆囊疾患 膵炎
筋骨格系	肋軟骨炎 線維症 肋骨骨折 帯状疱疹
心因性	不安神経症 パニック症候群 過換気 身体表現性障害

(文献2) より引用改変)

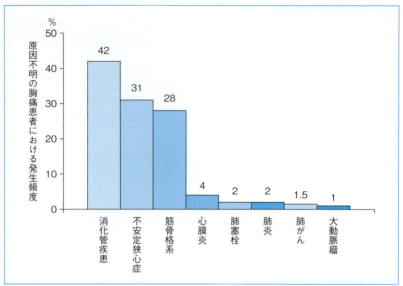

図1 原因不明の胸痛の患者における好発疾患と発生頻度
(文献2)より引用改変)

　受診する患者のうち，消化管疾患が42％と最も多く，不安定狭心症が31％，続いて28％は筋骨格系の異常であり，約1/3は筋骨格系の異常であるといわれている．

　内科医にとって，筋骨格系の胸痛はなじみが薄く耳慣れないものも多くあるが，costosternal syndromes, Tietze's syndrome（ティーツェ症候群），sternalis syndrome, xiphoidalgia（剣状突起症），spontaneous sternoclavicular subluxation（習慣性胸鎖関節亜脱臼），lower rib pain syndromes, posterior chest wall syndromes などが代表的な疾患といわれ，鑑別すべき疾患となっている（**表3**）．胸痛の中には，こうしたあまりなじみのない疾患も多く，不明熱のときと同じく，自分が知らないから原因不明の胸痛として片づけてしまっている場合もきっとあるように思われる．胸痛であっても，まずは「敵を知る」ことが重要であることを思い知らされる．診断を確実に進めるためにも，緊急性の判断をしたのちに，慌てなくてもよいことがわかったら，スイッチを切り替えて幅広い鑑別診断を考えるこ

表3　筋骨格系の胸痛

疾患	臨床的特徴
costosternal syndromes（costochondritis：肋軟骨炎）	通常，上部の肋軟骨接合部や胸肋関節などの多くの部位に痛みが起こり，繰り返すことが特徴である．ただし，腫脹はない．
Tietze's syndrome ティーツェ症候群	胸肋関節，胸鎖関節，肋軟骨接合部に痛みを伴う，非化膿性の局所腫脹で，ほとんどの場合，第2か第3肋骨の1箇所に起こる．稀な疾患で，主に若年成人に起こる．
sternalis syndrome 胸骨筋症候群*	胸骨，または胸骨の上にある筋肉に起こる限局した圧痛．触診によってしばしば放散痛が両側に広がる．
xiphoidalgia 剣状突起痛	剣状突起部での限局的な不快感．
spontaneous sternoclavicular subluxation 胸鎖関節亜脱臼	多くの場合，中等度から重度の反復作業に伴って利き手側に起こる．症例の多くが中年女性である．
lower rib pain syndrome 下位肋骨痛症候群*	胸部の下のあたりから上腹部のあたりの肋骨縁に起こる局所的な圧痛を伴う痛み．
posterior chest wall syndrome 後胸壁症候群*	胸部椎間板ヘルニアが原因で起こる帯状に広がる胸痛で片側の皮膚に沿って分布する．肋椎関節の機能障害によっても起こる．影響が及ぶ部位には圧痛があり，咳や深呼吸で悪化する．
osteoarthritis of the sternoclavicular joint 変形性胸鎖関節症	胸鎖関節に限局的な痛みを及ぼすことがある．

*日本語病名が定かではない．

とが胸痛の診療を極めることになると思われる．

文献

1) Harrison's Principles of Internal Medicine, 20th ed, McGraw-Hill, 2018
2) Kontos MC, Diercks DB, Kirk JD：Emergency department and office-based evaluation of patients with chest pain. Mayo Clin Proc 85：284-299, 2010

第 II 章

見逃すわけにはいかないメジャーな胸痛
〜いわゆる 5 Killer Chest Pain〜

　ここまでのところで，"5 killer chest pain"ということばを何度も使ってきたが，本当に見逃してはいけない，見逃すと命にかかわる危険な5つの疾患である．本当に本当に確実な診断が必要な病気である．多くの方が理解しているとは思うが，だからこそ，もう一度，この5つの病気のことをしっかりとまとめておきたいと思う．

A 急性冠症候群

B 大動脈解離

C 肺血栓塞栓症

D 緊張性気胸

E 特発性食道破裂

第Ⅱ章　見逃すわけにはいかないメジャーな胸痛〜いわゆる5 Killer Chest Pain〜

A 急性冠症候群　Killer

① 概論

　急性冠症候群 acute coronary syndrome（ACS）は不安定狭心症 unstable angina（UA），非ST上昇型心筋梗塞（NSTEMI），ST上昇型心筋梗塞（STEMI），突然死から構成される．

② 病態

　冠動脈が完全に閉塞すれば STEMI になり，高度に狭窄または短時間で再開通すれば不安定狭心症や NSTEMI となる．NSTEMI では不安定狭心症と異なり，ひどい虚血のため心筋酵素が上昇する．誰もが胸痛といえば，心筋梗塞や狭心症は真っ先に頭に浮かぶ疾患であり，だからこそ，真っ先に除外することも考えなくてはいけない疾患である．

③ 好発年齢

　好発年齢は50歳代以降の男性である．

④ リスクファクター

　リスクファクターは動脈硬化と，心房細動などの不整脈であり，糖尿病，高血圧，脂質異常症も大きな危険因子である．
　時期は冬に多く，喫煙者ではリスクが高い．

急性冠症候群のリスクファクター（coronary risk factor）			
年齢（男性≧55歳）	年齢（女性≧65歳）	糖尿病	高血圧
脂質異常症	喫煙	肥満	家族歴

表1 冠動脈疾患を疑う3つの質問

Is the discomfort substernal ?
（胸骨裏部が深いですか？）

Is it precipitated by exertion ?
（労作で増悪しますか？）

Is there prompt relief by rest or nitroglycerin ?
（休息やニトログリセリンで速やかに軽快しますか）

3つとも該当	⇒	典型的な冠動脈疾患（92％）
2つ該当	⇒	非典型的な冠動脈疾患（75％）
0〜1つ該当	⇒	非狭心痛（47％）

（文献2）より引用作表，日本語改変）

⑤ 身体所見

冷や汗，心雑音があるが，決して心筋梗塞・狭心症に特異的ではない．冠動脈疾患らしさを評価する3つの質問での評価は有用である（表1）．

⑥ 検査所見

心電図モニターでわかる場合もあるが，確実に12誘導心電図で評価をするべきである．

STEMIでの心電図所見では，超急性期T波（hyperacute T wave）は心筋虚血を，ST上昇は全層性心筋障害を，異常Q波は心筋壊死を，冠性T波は全層性心筋障害を表している．狭心発作に伴う心電図変化には，ST偏移があり，ST下降は心内膜下に限局した非貫壁性心筋虚血を，ST上昇は心内膜から心外膜に及ぶ貫壁性心筋虚血を示している．

胸痛を訴える患者での，心電図所見の中で，心筋梗塞の可能性を示唆する所見としては，新規のST上昇（＞1mm）は陽性尤度比が5.7〜54，新規のQ波出現が陽性尤度比5.3〜25と高い．

心筋梗塞の部位と心電図誘導との関係から責任血管も推定できる（表2, 3）．

トロポニンTは有用なACSの心筋障害マーカーではあるが，腎機能低下の患者では偽陽性，発症早期では偽陰性が多いので，その検査特性をよく理解して検査結果を評価すべきである．

表2　心筋梗塞の部位と心電図誘導との関係

梗塞部位	I	II	III	aVL	aVF	V$_1$	V$_2$	V$_3$	V$_4$	V$_5$	V$_6$
前壁中隔梗塞	−	−	−	−	−	+	+	+	−	−	−
限局性前壁梗塞	−	−	−	−	−	−	+	+	+	−	−
前側壁梗塞	−	−	−	−	−	−	−	−	−	+	+
高位側壁梗塞	+	−	−	+	−	−	−	−	−	−	−
広範前壁梗塞	+	−	−	+	−	+	+	+	+	+	+
下壁梗塞	−	+	+	−	+	−	−	−	−	−	−
下側壁梗塞	−	+	+	−	+	−	−	−	−	+	+
高位後壁梗塞	−	−	−	−	−	(+)	(+)	−	−	−	−
下後壁梗塞	−	+	+	−	+	(+)	(+)	−	−	−	−

II，III，aV$_F$ では下壁梗塞，I，aV$_L$ では高位側壁梗塞と診断される．
(月刊レジデント4(3)：100-108，2011 より引用)

表3　心電図所見をまとめると責任病変（血管）がわかる

```
I，aVL        → 左室（高位）側壁    → 左冠動脈回旋枝
II，III，aVF  → 左室下壁            → 右冠動脈
V1〜V2        → 心室中隔            → 左冠動脈前下行枝
V1〜V4        → 左室前壁            → 左冠動脈本幹
V5〜V6        → 左室側壁            → 左冠動脈回旋枝
```

感度は発症6時間までは50％だが，9〜12時間では95％に達し7日間陽性が続く（7日前の心筋虚血までわかる）．

CK（クレアチニンキナーゼ）-MBは，梗塞後4〜8時間で上昇する．腎臓から排泄されるために3日以内に陰性化する．

⑦ 治療

ACSを強く疑う段階で，いわゆるMONA（モルヒネ，酸素，ニトログリセリン，アスピリン）の投与を検討する．痛みに関しては，塩酸モルヒネの投与が必要な場合がある．

バイアスピリン100mgは診断後直ちに2〜4錠を内服する（かみ砕く）．

ニトロペン（0.3mg）1錠舌下，またはミオコールスプレー1噴霧を3〜5

分おきに繰り返す．

　塩酸モルヒネ10mg＋生理食塩水10mLを用いて希釈し2～4mgずつ静注する．5～15分おいて追加投与する．

　循環器内科専門医のいる施設に転送し，PCI（カテーテルインターベンション）ができる状況につなげることが大切である．場合によってはPCPS（経皮的心肺補助法）やIABP（大動脈内バルーンパンピング法）などの循環サポートが必要である．

⑧ 合併症

　VFなどを合併することもあり，致死的不整脈の出現には気をつけなくてはいけない．もちろん，心破裂などを併発して突然死に至る場合もあり，一刻の猶予も許されない場合があることは肝に銘じなければならない．

> 胸痛の本だけど，痛くない心筋梗塞があることも忘れずに！

B 大動脈解離 Killer

① 概論

　突然の激しい胸痛で起こり，痛みが移動していくことが大動脈解離 aortic dissection の最大の特徴である．それは，大動脈内膜に亀裂（エントリー）が発生し，エントリーを介し中膜内に血液が流入して，その結果，二層に剥離され，本来の動脈内腔（真腔）と解離腔（偽腔）がフラップ（内膜と中膜の一部からなる隔壁）で分離されることからも想像できる．しかし，いつも典型的な症状を呈するかというとそうではなく，胸痛や背部痛が目立たない大動脈解離は 10〜20％ほどもあるといわれ，痛みが強くなかった症例や，発症時に血圧低下あるいは頸動脈への解離によって脳虚血が生じて健忘状態となるような非典型例もある．意識消失で発症する例は全体の 5〜10％程度あるといわれている．

② 病態

　大動脈解離とは「大動脈壁が中膜のレベルで二層に剥離し，動脈走行に沿ってある長さを持ち二腔になった状態」で，大動脈壁内に血流もしくは血腫が存在する病態である．解離の範囲を示した Stanford 分類（図1）とエントリーと解離の範囲を表した DeBakey 分類（図2）がある．

③ 好発年齢

　大動脈解離ガイドラインの記載には，剖検例からの推定では大動脈解離の発症のピークは男女とも 70 歳代．非解離性大動脈瘤の発症のピークは，男性 70 歳代，女性 80 歳代と記載されている．現場の感覚では 50 歳代から 80 歳代に多く，若年発症例は Marfan 症候群の患者などを除けばきわめてまれである．

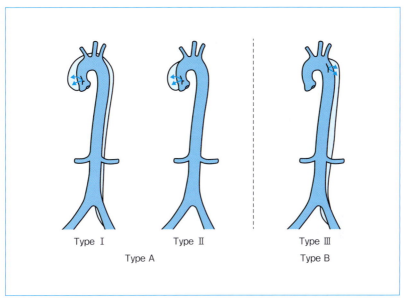

図1　Stanford 分類

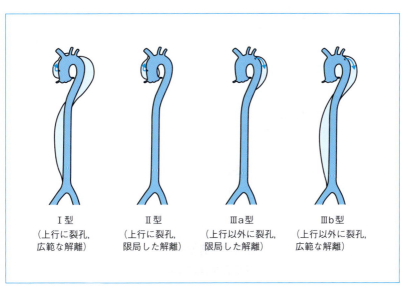

図2　DeBakey 分類

④ リスクファクター

高血圧，喫煙などのリスクが一般的に指摘されている．男性のほうが女性より多く，季節としては冬に多いといわれている．

先天性大動脈二尖弁や Marfan 症候群，Ehlers-Danlos 症候群などの遺伝性疾患を有する人のリスクも高い．

⑤ 身体所見

国家試験の勉強でひたすら覚えた，大動脈解離の身体所見としての「血圧の左右差」はあまりにも有名であるが，実際には，有意な左右差とする 20 mmHg 以上の左右差を起こす症例は 19％にしかない．片側の脈拍が完全になくなる頻度は 6〜31％であり，こちらも決して頻度は高くない．よって，これらの身体所見で大動脈解離を除外することは難しそうである．

> **1 行必殺技**
> 解離を考えるならば血圧の左右測定を忘れてはならないが，左右差がないからといって除外はできない！

⑥ 検査所見

血液検査については実は特異度の高い検査がない．

D-ダイマーは感度が高く，陰性であれば除外できる可能性が高い．発症 24 時間以内の症例で大動脈解離を疑うときに，肺塞栓のときと同様に 500 ng/mL（0.5 µg/mL）をカットオフ値に使用した D ダイマーが陰性であれば，陰性尤度比が 0.07 との報告がある．

胸部 X 線で縦隔陰影の拡大（図 3）が出現することはよく知られているが，その感度は 64％であり，陽性尤度比は 2.0，陰性尤度比は 0.3 である．

心エコーや造影 CT（図 4）での評価がやはり治療方針を決めていく上で重要な検査になる．ベッドサイドで簡便にできる経胸壁心エコーではあるが，急性大動脈解離の診断精度は感度 59〜85％，特異度は 63〜96％と結果はまちまちである．むしろ，致死的合併症である大動脈弁閉鎖不全と心

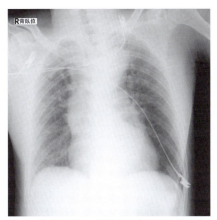

図3 胸部単純X線写真（上縦郭の拡大）

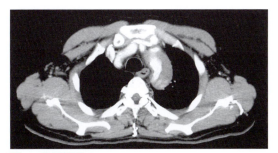

図4 胸部造影CT

タンポナーデの有無を評価するためのモダリティとして活用すべきである．

　自覚症状と身体所見と画像所見を組み合わせた結果で，「移動性の胸痛がない」「血圧の左右差を認めない」「胸部X線にて縦隔の拡大を認めない」と確認された場合に大動脈解離がある可能性は7％となることが報告されている．

⑦ 治療

　いち早く循環器内科，心臓血管外科へコンサルテーションする（各施設

の実情に応じて).

　急性 A 型解離手術の目標は,エントリーおよび破裂孔の切除,心囊内出血をもたらす上行大動脈の切除である.臓器灌流障害や破裂,切迫破裂を呈さない uncomplicated type の急性 B 型解離には,原則的に保存的治療を行う.降圧とともに疼痛管理を行う.

　急性 A 型解離は,治療なしでは発生後 48 時間以内に約半数が,2 週間以内に 80％が死亡するとされ,早期の手術治療が非常に重要である.

⑧ 合併症

　致死的合併症は,心タンポナーデ,胸腔内破裂,大動脈弁閉鎖不全,脳血流障害,冠循環障害,腎および腹部臓器への虚血である.A 型解離には,心タンポナーデ,急性大動脈弁閉鎖不全,冠虚血が生じ,B 型解離では,縦郭や胸腔への出血でショックを起こす.

C 肺血栓塞栓症 [Killer]

① 概論

血栓が肺動脈に詰まることにより，突然の胸痛と呼吸困難感を自覚する．激しい胸痛を訴える場合もあるが，痛みに関しては，なんとなく痛いくらいの症状であったり，なんとなく呼吸が苦しい感じがずっと続いているというような訴えまで，自覚症状の程度にはかなり幅がある印象である．

② 病態

下肢静脈などの静脈系でできた血栓が循環し，肺動脈で閉塞をきたして呼吸・循環障害をきたした状態である．肺動脈の中枢側で血栓が閉塞すれば広範囲の換気障害をきたし，末梢側の肺動脈が閉塞すれば影響を受ける範囲は狭いことは容易に想像できる．

また，肺梗塞で胸膜の血流障害が起こったときに胸膜痛がみられる．胸膜痛は末梢肺動脈の閉塞による肺梗塞が原因と考えられ，狭心症様の胸痛は右室虚血に伴う症状と考えられている．

③ 好発年齢

高齢者ほど発症が多くなる傾向があり，また，肺塞栓症での死亡率は高齢になるほど高くなる．

④ リスクファクター

急性肺塞栓症の70％は下肢深部静脈血栓症が原因疾患であり，下肢静脈血栓症の50％で急性肺塞栓症を合併する．

入院中の患者や高齢者での寝たきり生活などがリスクファクターであり，震災時などにみられるいわゆるエコノミークラス症候群はよく知られ

表4 静脈血栓生成の誘因

静脈内壁の障害と局所血流のうっ滞	血管炎（Behçet病，血管炎症候群など） 膠原病 手術 留置カテーテル・ペースメーカー 血管造影
血流のうっ滞	長期臥床（術後，外傷後，血管造影後，脳血管障害，心不全，慢性疾患） 乗り物（飛行機，長距離トラックなど） 下肢静脈弁不全，下肢静脈交通枝不全 肥満 妊娠 心房細動
凝固能亢進	悪性腫瘍 ネフローゼ症候群 血液疾患 妊娠 糖尿病 脂質異常症 アンチトロンビンⅢ欠損症 プロテインC欠損症 プロテインS欠損症 低プラスミノーゲン血症 抗リン脂質抗体症候群 ホモシスチン血症

（文献13）より引用）

た病態である．また，担がん患者や凝固能が亢進している状態ではやはりリスクが高く，注意を払う必要がある（表4）．

肺塞栓症のリスクファクター			
悪性腫瘍	長時間の安静	骨盤手術歴	喫煙
妊娠	ピル内服		

⑤ 身体所見

頻脈や呼吸数の増加が一般的である．右心不全をきたしているときに

表5 Modified Wells criteria

DVTの臨床症状	3.0
PEが他の鑑別診断と比べてより濃厚	3.0
心拍数＞100/分	1.5
過去4週間以内の手術もしくは3日以上の長期臥床	1.5
DVTもしくはPEの既往	1.5
喀血	1.0
悪性疾患	1.0

PEの可能性低い（≦4）
　Dダイマー陰性 ─────→ 治療不要
　Dダイマー陽性 ─────→ 造影CT ─→ PEなし：治療不要
PEの可能性高い（＞4） ──────→　　　　 → PEあり：治療

肺塞栓を考慮する場合は，上記7項目の合計点数を計算する．
4点以下ならPEの可能性が低く，さらにDダイマーの陰性が確認できれば，肺塞栓は否定的である．
4点を超えていれば，PEの可能性があるため，造影CTを施行しPEの診断を行う．
ただし，「肺塞栓が他の鑑別診断と比べてより濃厚である」という判断がかなりあいまいなものも含まれており，しかもこれが3点であることには使用上の注意が必要である．
DVT：深部静脈血栓症，PE：肺血栓塞栓症

は，Ⅲ音やⅣ音を聴取できる場合もある．しかし，実際には心音・呼吸音で診断に直結することは難しい．ただし，室内気での動脈血酸素飽和度（SpO_2）が90％前後とやや低めであることが多く，目立った所見がないときには肺塞栓を疑うポイントになる．

診断基準はWells criteriaがあまりにも有名である（**表5**）．

酸素投与後も，なんだかSpO_2の上がりが悪いな～と思ったら肺塞栓を考えよう！

その一方で，2008年になり，PE rule-out criteria（PERC：肺塞栓除外基準）も提唱されている（**表6**）．これは肺塞栓の除外を目的とした基準で感度は97.4％，特異度は21.9％であり，設定項目から50歳以上には使用できない．

⑥ 検査所見

D-ダイマーは感度が高い検査であり，陰性のときには肺塞栓を否定できるため，除外診断に有用である．2004年のメタ解析でも，ELISA法で

表6 PERC（肺塞栓除外基準）

以下の8つのすべての項目が該当する場合

1. 年齢50歳未満である
2. 心拍数100/分未満である
3. 室内気 $SpO_2 \geqq 95\%$
4. 血痰がでない
5. 経口避妊薬を使用していない
6. 肺塞栓や深部静脈血栓症の既往がない
7. 手術もしくは4週間以内に入院を必要とする外傷歴がない
8. 片側の下肢腫脹がない

（文献15）より引用）

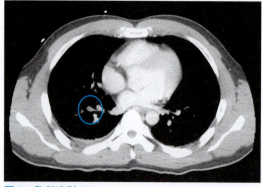

図5 胸部造影CT
肺動脈に欠損像を認める．

　検査された肺塞栓に対するD-ダイマーの感度は95％，特異度は44％で，陰性尤度比は0.13であり，陰性のときには除外診断に有用である．D-ダイマーは偽陽性が多いことも含め，陰性のときに意味をもつことを覚えておくべきである．
　技術の進歩で最新のマルチスライスCTは肺動脈造影に替わるgolden standardになりつつあり，腎機能さえ問題なければ胸部造影CTで塞栓子による肺動脈の欠損像を探すことが大切である（図5）．感度は83％，

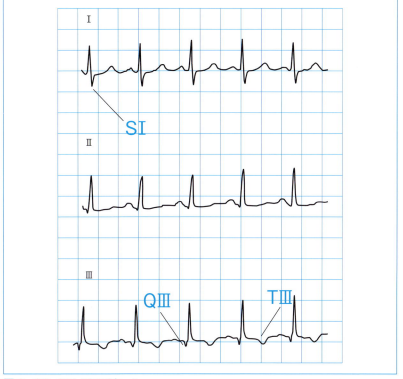

図6 SⅠ, QⅢ, TⅢパターン

特異度は95％と診断能はかなり良好である．
　肺塞栓での心電図所見として，右室負荷所見であるSⅠQⅢTⅢパターンはあまりにも有名であるが，いつも3つとも所見が揃うわけではないので，注意が必要である（図6, 7）．

⑦ 治療

　新たな血栓の生成を予防する治療でヘパリンとワルファリンが主に使用される．一般的には，ヘパリン5,000単位を初回静注し以後，APTTを指標に調整する．またはアリクストラを使用する．注射に引き続き，ワル

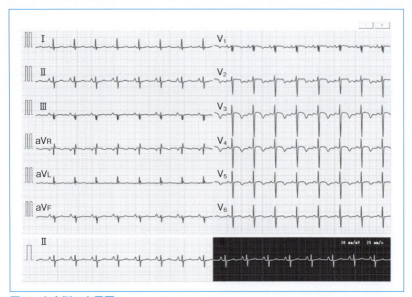

図7 実症例の心電図
このPEの患者の心電図ではSⅠ, QⅢはあるが, TⅢははっきりしない.

ファリンまたはリクシアナを開始する.
　血栓溶解のために組織プラスミノーゲンアクチベーター(tPA)が使用されることがあるが, その適応は明らかな右室負荷(心電図, 心エコーなどで確認), 血圧低下, 低酸素血症の場合である.
　下大静脈フィルターの適応は, 抗凝固療法だけでは再発予防効果が少ないと判断される場合, 抗凝固薬投与により出血を起こしているか起こす可能性が高い場合, および抗凝固薬の適正な投与にもかかわらず肺血栓塞栓症 pulmonary embolism (PE) を再発した場合である.

⑧ 合併症

　深部静脈血栓症が併存していることにより下肢の浮腫や, 皮膚障害を起こすことがある. また, 慢性的に肺動脈に血栓が存在し肺高血圧をきたすケースもあり, 慢性血栓塞栓性肺高血圧症(CTEPH)は指定難病(88番)に定められている.

第Ⅱ章　見逃すわけにはいかないメジャーな胸痛〜いわゆる5 Killer Chest Pain〜

D　緊張性気胸　Killer

① 概論

　胸痛とともに呼吸困難，ショック（低血圧，頻脈）の状況にあることが多く，頸静脈怒張，皮下気腫を呈していることもあり，すぐに脱気を試みないと命に危険が及ぶ超緊急疾患である．

② 病態

　肺損傷部がチェックバルブ（一方向性の弁）となり，胸腔内に空気が流入し続ける．そのため，患側の胸腔内圧はどんどん上昇し，患側の肺や縦隔が圧迫され，偏位を起こす．静脈還流が妨げられると心拍出量が低下し，ショックに陥る．気胸で胸膜に損傷があるときは，胸膜痛が認められる（図8）．

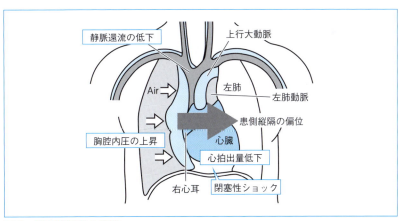

図8　緊張性気胸の病態
（飯田幸生ほか：胸痛（ACS，肺塞栓，急性大動脈解離，緊張性気胸）—最も緊急度の高い4つの疾患．medicina 44（4）：657-663，2007より転載）

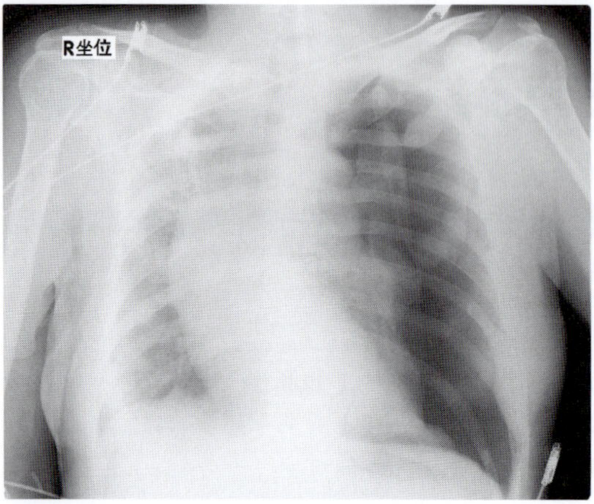

図9 胸部単純X線写真（緊張性気胸）

③ 好発年齢

明らかな好発年齢はない．

④ リスクファクター

リスクの高い状況としては，人工呼吸器管理中の患者，非侵襲的陽圧換気療法（NPPV）管理中の患者，中心静脈カテーテル挿入を行った患者，COPD急性増悪，チェストチューブ管理中の患者，外傷，心肺蘇生行為を受けた患者などである．

⑤ 身体所見

胸郭膨隆，頸静脈怒張，呼吸音の減弱・消失，皮下気腫，頸部気管偏位，打診上の鼓音，チアノーゼを呈するが，いつもこれらが揃うわけではない．

⑥ 検査所見

おそらく検査をしている余裕はない．本当に余裕がある場合には，胸部単純X線写真で確認をする（図9）．

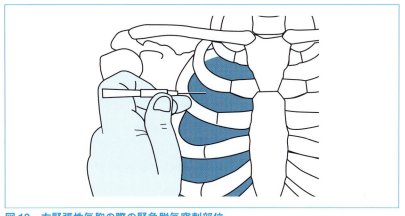

図10　右緊張性気胸の際の緊急脱気穿刺部位
(飯田幸生ほか：胸痛(ACS, 肺塞栓, 急性大動脈解離, 緊張性気胸)―最も緊急度の高い4つの疾患. medicina 44(4)：657-663, 2007 より転載)

⑦ 治療

　第2肋間鎖骨中線上(図10)で14Gまたは16Gの静脈留置針を用いて脱気する．緊張性気胸の診断が正しければ，シューっという音がするとともに病態が改善する方向に向かう．胸腔ドレナージを追加する場合もある．

⑧ 合併症

　何といっても心停止である．これを防ぐための普段からのシミュレーション教育が重要である．

第Ⅱ章　見逃すわけにはいかないメジャーな胸痛〜いわゆる 5 Killer Chest Pain〜

E 特発性食道破裂　Killer

① 概論

　突然に前胸部に起こった胸痛で，"嘔吐後の"あるいは"空えずき後の"胸背部痛や心窩部痛である．5 killer chest pain に含まれながらも，実際には稀な疾患であることから，あまり鑑別に加えられていないことがある．しかし，見逃されると死亡につながるため胸痛の鑑別時には 5 番目とはいえ，必ず考えておかなくてはいけない疾患である．

② 病態

　Boerhaave 症候群とも呼ばれ，外傷歴がなく，食道異物などもない状況で突然に起こった食道破裂を指す．嘔吐後，重量挙げ，出産などが原因となる．
　疼痛は持続性であり，深吸気で増強（胸膜痛）するため，呼吸は浅く速くなりうる．患者は疼痛緩和のために臥位を避け，起坐位をとろうとすることがある．

③ 好発年齢

　特に好発年齢はない．ただし，好酸球性食道炎を背景に起こる場合は 20〜30 歳代に多い．

④ リスクファクター

　特別な習慣に伴うものはない．激しい嘔吐をすることが大きな要因である．

> **1 行必殺技**
> 嘔吐のあとの胸痛は，食道破裂に要注意，吐血がなくても要注意！

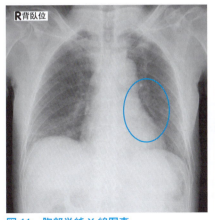

図11 胸部単純X線写真
縦隔気腫を認める.

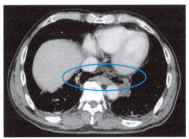

図12 胸部造影CT
free airを認める.

⑤ 身体所見

　Macklerの3徴(胸痛,嘔吐,皮下気腫)は特発性食道破裂を強く疑わせる.ただし,3徴とも揃うのは14%という報告がある.

⑥ 検査所見

　血液検査は特異的なマーカーはない.胸部単純X線写真で異常な空気像,皮下気腫,縦郭気腫を探す(図11).CTも同様であり,ウィンドウレベルを変えて,air densityのチェックを行う.

　造影CT検査で縦隔炎,縦隔気腫,胸水,胸膜下膿瘍,胸膜下液体貯留がみられる.軽微な遊離ガス(図12)や胸水も描出可能で,異物の確認も行える.

　突発性食道破裂は下部食道左側部に生じやすい(表7).食道造影が可能であれば,少量のガストログラフィンを経口,または先端を食道入口部まで挿入した胃チューブなどから注入し,破裂部からの漏れを確認する.

⑦ 治療

　破裂部の閉鎖を目的とした手術による外科的治療になることが多いと予

表7　破裂発生部位（n＝153）

部位	症例数（％）
胸部上部食道	2（ 1）
胸部中部食道	14（ 9）
胸部下部食道	131（86）
腹部	6（ 4）

※66％の症例が左壁であり，下部食道左壁が最多好発部位である．
（北　和也：胸痛でレア疾患のシステム1診断．総合診療 25（11）：1019-1023，2015 より転載）

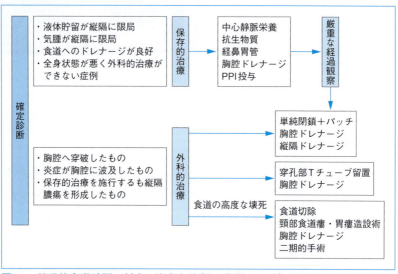

図13　特発性食道破裂に対する治療方針（ある施設の方針）
PPI：プロトンポンプ阻害薬
（酒井　真ほか：特発性食道破裂．臨床外科 71（11 増）：215-219，2016 より引用）

想されるが，保存的に対応されるケースもある．ある施設での治療基準を紹介する（図13）．

⑧ 合併症

急性呼吸促迫症候群（ARDS）や敗血症などの病態を伴った場合，非常に致死的になる．縦郭や胸腔への破裂部からの内容物の流入などを考えて，感染対策を確実に行うべきである．

文献

A. 急性冠症候群
1) 飯田幸生，山中克郎：胸痛（ACS，肺塞栓，急性大動脈解離，緊張性気胸）―最も緊急度の高い4つの疾患．medicina 44（4）：657-663，2007
2) Diamond GA：A clinically relevant classification of chest discomfort. J Am Coll Cardiol 1（2 Pt 1）：574-575, 1983
3) Panju AA, Hemmelgarn BR, Guyatt GH, et al：Is this patient having a myocardial infarction? JAMA 280（14）：1256-1263, 1998

B. 大動脈解離
4) 木村直行：急性大動脈解離の手術．INTENSIVIST 7（4）：833-846, 2015
5) 日本循環器学会編：循環器病の診断と治療に関するガイドライン（2010年度合同研究班報告），大動脈瘤・大動脈解離診療ガイドライン（2011年改訂版），2011
6) Klompas M：Does this patient have an acute thoracic aortic dissection? JAMA 287（17）：2262-2272, 2002
7) マクギーの身体診断学，107，エルゼビアジャパン，2005
8) Suzuki T, Distante A, Zizza A, et al, IRAD-Bio Investigators：Diagnosis of acute aortic dissection by D-dimer：the International Registry of Acute Aortic Dissection Substudy on Biomarkers（IRAD-Bio）experience. Circulation 119（20）：2702-2707, 2009
9) 加地修一郎，吉田 清：急性大動脈解離．medicina 39（9）：1512-1514, 2002
10) von Kodolitsch Y, Schwartz AG, Nienaber CA：Clinical prediction of acute aortic dissection. Arch Intern Med 160（19）：2977-2982, 2000

C. 肺血栓塞栓症
11) 佐久間聖仁：肺血栓塞栓症の疫学-本当に日本人には少ないのか？ medicina 48（5）：712-714, 2009
12) Hull RD, Hirsh J, Carter CJ, et al：Pulmonary angiography, ventilation lung scanning, and venography for clinically suspected pulmonary embolism with abnormal perfusion lung scan. Ann Intern Med 98：891-899, 1983
13) 佐藤 徹：肺塞栓症．medicina 47（8）：1409-1414, 2010
14) Wells PS, Anderson DR, Rodger M, et al：Derivation of a simple clinical model to categorize patients probability of pulmonary embolism：increasing the models utility with the SimpliRED D-dimer. Thromb Haemost 83（3）：416-420, 2000
15) Kline JA, Courtney DM, Kabrhel C, et al：Prospective multicenter evaluation of the pulmonary embolism rule-out criteria. J Thromb Haemost 6（5）：772-780, 2008
16) Stein PD, Hull RD, Patel KC, et al：D-dimer for the exclusion of acute venous thrombosis and pulmonary embolism：a systematic review. Ann Intern Med 140（8）：589-602, 2004
17) 塚原健吾：急性肺血栓塞栓症．呼吸器ジャーナル 66（1）：136-143, 2018

D. 緊張性気胸
18) 稲田眞治：緊張性気胸の診断と治療はどうするか．LiSA 14（6）：528-529, 2007

E. 特発性食道破裂
19) 北 和也：胸痛でレア疾患のシステム1診断．総合診療 25（11）：1019-1023, 2015
20) 貴鳥政昂，他：いわゆる特発性食道破裂の病態と治療．臨外 42（3）：335-341, 1987
21) Woo KM, Schneider JI：High-risk chief complaints：chest pain - the big three. Emerg Med Clin North Am 27（4）：685-712, 2009
22) 篠澤洋太郎：食道破裂を疑う．medicina 40（4）：675-677, 2003
23) 酒井 真，宗田 真，宮崎達也，他：特発性食道破裂．臨外 増刊号 71（11）：215-219, 2016

私たちの経験

病名がつく胸痛？ つかない胸痛？

30歳代男性の5～10秒程度の胸痛に関する紹介状が届いたので，外来の予約をしていただいた．もう，すでにこの時点で緊急性があるとは考えにくく，週に1～2回の数秒間の胸痛という点で，ACSや大動脈解離，肺塞栓はこの時点で鑑別からほぼ消えており，造影CTなどは撮っても何もないことを証明するための安心材料に使うことになるだろうと予測していた．実際に患者さんにお会いしてみると，お元気なサラリーマンで，体格も標準体形で，やせも肥満もない．coronary risk factorもなく，痛くなる時にはピンポイントである場所が痛いというよりも手のひらサイズぐらいの痛みだと言われる．痛みは決まって左前胸部で，移動することはなく，何か体を動かしたときに痛くなるとのことで特定の運動でもないと言われる．心臓や肺の異常とは考えにくく，筋骨格系の異常だとは想像するが，Tietze症候群や肋軟骨炎とするほどの所見はなく，頸椎症なども考えにくい．precordial catch syndromeは頭に浮かぶのだが，年齢的には合わない．何もないだろうと考えながらも，患者さんの希望もあってCTを撮影したが案の定，何もない．xiphoidyniaもない．しかし，それでも胸痛は週に1～2回あるとのこと．夜も眠れるし，ごはんも食べられる．仕事場でもなんのストレスもないそうだ．結果として，どう考えても大きな身体リスクは抱えていないと思いながら，こういう胸痛は診断がつかず，自分の胸がすっきりしない．きっと，何事も起こらないであろう．きっと，自然に消えていくだろうと願いつつ，セーフティネットを張るべく，1年後の外来予約をした．

第Ⅲ章

知っておくと役に立つ胸痛の鑑別疾患

　大学の授業や，国家試験，そして臨床研修で，胸痛といえば，心臓，肺，大血管と教え込まれてきているためか，それらが除外された後の胸痛の鑑別疾患が思いつきにくいと思ったことはないだろうか．胸のあたりにある臓器を思い起こせば，食道や縦郭，乳房，そして，皮膚，筋・骨格系がある．しかし，それらの病気を胸痛として学ぶ機会は少ない．患者の訴えが，決して医学の教科書通りではないことは経験からもわかると思う．non-cardiac chest pain という考え方や，chest dyscomfort（胸部違和感）というカテゴリーを知ったいま，5 killer chest pain 以外の胸痛にも理解を深め，より高い診断能力を身につけることを目指したい．そのためには，まず，敵を知り，特徴をつかむようにしていきたい．

A 消化器関連
B 呼吸器関連
C 心臓
D 皮膚・乳房
E 肋骨・肋間
F 胸骨・鎖骨関連
G 脊椎・椎体・椎間板関連
H その他

第Ⅲ章　知っておくと役に立つ胸痛の鑑別疾患

A　消化器関連

① GERD・逆流性食道炎　　Common

(a) 概論

　非心臓性胸痛 non-cardiac chest pain の代表例のようにいわれることもある．いわゆる「胸やけ」症状ではあるが，胸やけの表現にはさまざまなものがあり，みんながみんな「胸が焼ける」とは言わない．医療側が胸やけと考えているものであっても「胸が痛いんです」と訴える患者もいて，「なんかズキズキと痛い感じがする」などとちょっと怖い言い方をする人もいる．この病気自体は見逃してもヤバくはないが，内視鏡検査をやるまでは実態がつかみにくい疾患であり，なかなか煮え切らない診断になることが多いことを知っておくとよい．確かさは定かではないが，きっと，大したことがない胸痛の多くは，この逆流性食道炎だと思われる．でも，あてずっぽうでなんでも「逆食！」と，決め打ちすると ACS のときもあるので要注意である．

> **1 行必殺技**
> 逆流性食道炎の訴えはばらばらであることを知っておく！

> **1 行必殺技**
> なんでもかんでも逆流性食道炎で終わらせると痛い目に会う!?

(b) 病態

　胃で分泌された胃酸が逆流して胃食道接合部を超えて食道内に逆流することで起こる．広く用いられている GERD（gastro-esophageal reflux disease：胃食道逆流症）は食道症候群として胸やけや呑酸などの定型的症状や胸痛を示す有症状症候群と，粘膜傷害，Barrett 粘膜などが存在する食

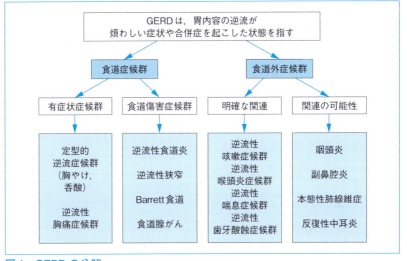

図1 GERDの分解
(Montreal Definitionより翻訳, 一部改変)

道傷害症候群とに分類される(図1). 用語の定義としては, 症状全体を示す用語としてはGERDが広く, 内視鏡にて粘膜傷害の存在するものを逆流性食道炎としており, その違いは実は理解しておきたい.

(c) 好発年齢

逆流性食道炎は高齢者に多く, 非びらん性胃食道逆流症では若い人にも多く発症する.

(d) リスクファクター

肥満, 過食, 脂肪の多い食事, 蛋白質の多い食事, 酸っぱい食べ物, 刺激物の多い食べ物, 炭酸飲料, アルコール, コーヒー, 食後すぐに横になる, ベルトを締める, 重い荷物を持つなどさまざまな要因がいわれている.

病歴聴取においては, Fスケールが参考になる(表1). 8点以上で逆流性食道炎の可能性が高いといわれている.

表1 Fスケール

	質問	ない	まれに	時々	しばしば	いつも
1	胸やけがしますか？	0	1	2	3	4
2	おなかがはることがありますか？	0	1	2	3	4
3	食事をした後に胃が重苦しい（もたれる）ことがありますか？	0	1	2	3	4
4	思わず手のひらで胸をこすってしまうことがありますか？	0	1	2	3	4
5	食べたあと気持ちが悪くなることがありますか？	0	1	2	3	4
6	食後に胸やけがおこりますか？	0	1	2	3	4
7	喉（のど）の違和感（ヒリヒリ）がありますか？	0	1	2	3	4
8	食事の途中で満腹になってしまいますか？	0	1	2	3	4
9	ものを飲み込むと，つかえることがありますか？	0	1	2	3	4
10	苦い水（胃酸）が上がってくることがありますか？	0	1	2	3	4
11	ゲップがよくでますか？	0	1	2	3	4
12	前かがみをすると胸やけがしますか？	0	1	2	3	4

8点での感度・特異度は62％，59％（一致率60％），10点での感度・特異度は55％，69％（一致率63％）

(e) **身体所見**

特になし．

(f) **検査所見**

上部消化管内視鏡検査にて，粘膜傷害やBarrett上皮のチェックを行う．

内視鏡での逆流性食道炎の分類としては改訂ロサンゼルス分類があり

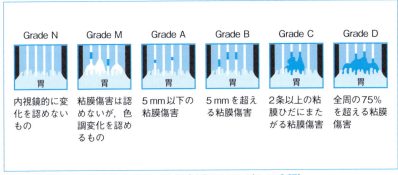

図2 内視鏡での逆流性食道炎の分類（改訂ロサンゼルス分類）
（星原芳雄：GERD＋NERD 診療Q&A，草野元康編，日本医事新報社，p81, 2011 より引用改変）

Grade N～D までの6段階に分類される（図2）．

(g) 治療
プロトンポンプインヒビター（PPI）での内服治療が行われる．

(h) 合併症
Barrett食道は食道腺がんの前がん状態といわれている．

TOPICS：胸やけって結構，複雑で難しい！

胸やけといっている人の中にも虚血性心疾患を考えることも必要である．
図3の診断フローチャートを参考にするとよいかもしれない．

---

② びまん性食道けいれん   `Rare`

(a) 概論
非心臓性胸痛のなかでも診断がとても難しく，原因不明の胸痛のときに考える疾患である．飲み物，食べ物の嚥下困難から，胸骨下の胸痛を訴える．嚥下困難の自覚がない場合もある．夜間の胸痛から目が覚めてしまう

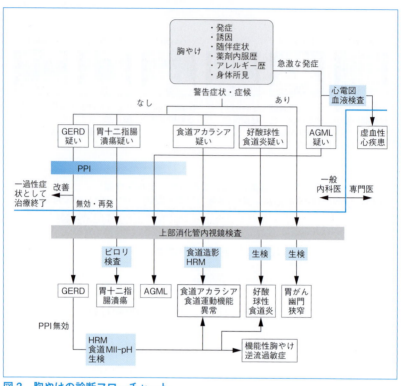

図3 胸やけの診断フローチャート
GERD：胃食道逆流症，AGML：急性胃粘膜病変，PPI：プロトンポンプ阻害薬，HRM：高解像度食道内圧検査，食道MII-ph：食道インピーダンスpHモニタリング
（藤原靖弘：胸やけ「胸が焼けるように熱いです」．medicina 54（6）：856-859，2017より転載）

症例もある．狭心症に似た激しい胸痛を繰り返し自覚する非心臓性胸痛はナットクラッカー食道と呼ばれる．

(b) 病態

　食道の蠕動運動がなくなり，食道の広範囲が収縮した状態になる．これにより，食物がスムーズに移行しなくなり，胸痛を自覚する．

(c) 好発年齢

　特になし．

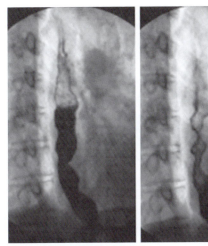
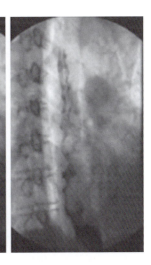

図4 食道造影所見（入院時）
数珠様所見を呈し，下部食道で痙攣による造影剤の一時的停滞貯留所見を認めた．
（舟木 康ほか：ステロイド治療が有効であったびまん性食道痙攣症の1例．日消誌 111：1774-1781, 2014 より引用）

(d) リスクファクター

とても熱いものや逆にとても冷たいものを飲んだ時に起こる場合があるといわれている．背景にパニック障害がある場合も指摘されている．

(e) 身体所見

特になし．

(f) 検査所見

食道造影によるバリウムの食道内停滞や流出障害が確認されることがある．典型的には数珠様所見がある（図4）．

食道内圧測定（マノメトリー）は感度が高い検査といわれている．上部消化管内視鏡検査ではコークスクリュー所見，下部食道の拡張不良などの所見がみられると診断につながる可能性がある．

(g) 治療

カルシウム拮抗薬により，食道の筋肉が弛緩することで改善するといわ

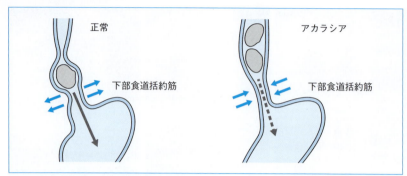

図5　正常とアカラシアの食道

れている．エチゾラム投与も選択肢となるようである．欧米ではボツリヌス毒素局所注射を併用する場合もある．

(h) 合併症
食道痙攣からアカラシアに進展するケースがあるといわれているが，頻度は定かではない．

③ アカラシア　Rare

(a) 概論
食物が食道から胃の中に流入せずに停滞するため，胸痛を自覚する．何かがつかえた感じを自覚したり，また，狭心症のような激しい胸痛を自覚する場合もある．慢性的に唾液や食物の逆流をきたす場合もある．

(b) 病態
下部食道括約筋（LES）の弛緩不全と食道の蠕動運動障害により，食物がうまく流れず停滞するため，徐々に食道が拡張していく．胸痛は食道の異常収縮波出現によると考えられている（図5）．

(c) 好発年齢
発症年齢は30歳代から50歳代が多い．人口10万人に1人くらいの頻度でいる．

(d) リスクファクター
不明.

(e) 身体所見
特になし.

(f) 検査所見
食道造影検査により，食道の拡張，食道内の液体・残渣の貯留，食道胃接合部 esophago-gastric junction（EGJ）のスムーズな狭窄を有するならば，容易にアカラシアと診断できる.

(g) 治療
カルシウム拮抗薬や亜硝酸薬などの薬剤やバルーン拡張術，または外科的治療である腹腔鏡下筋層切開術が行われている．ただし，病態の本質である LES 弛緩不全を改善させる方法がなく，バルーン拡張術を行っても，「つかえ感」は改善できても「胸痛」はなかなかよくならないといわれている．

(h) 合併症
食道がんにつながる可能性がある．アカラシア患者では食道がんを合併するリスクがアカラシアを認めない患者の 7〜33 倍高いといわれている．

④ Mallory-Weiss 症候群　Common

(a) 概論
嘔吐を繰り返したあとに下部食道に裂傷が起こり，出血をきたす病気である．胸痛を訴えることもある．

(b) 病態
急激な腹圧上昇により発症するもので，大量飲酒後，暴飲暴食後に起こることが多い．妊娠悪阻でも起こる例がある．嘔吐を繰り返す結果，発症する．

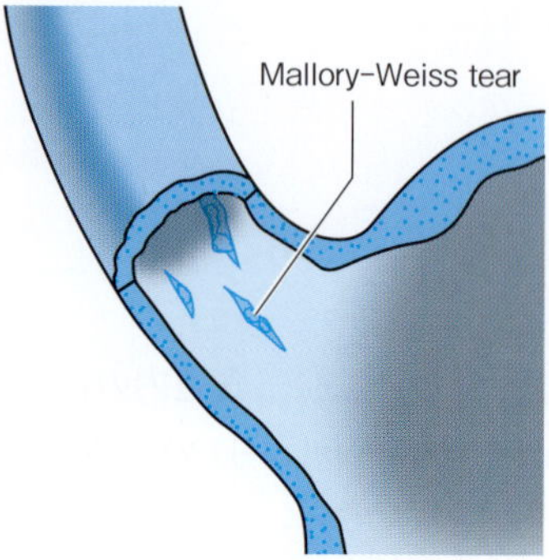

図6 Mallory-Weiss 症候群

(c) 好発年齢
特になし（飲酒機会の多い人，成人＞小児）．

(d) リスクファクター
大量飲酒．

(e) 身体所見
特になし．吐血がみられることが多い．上部消化管出血の4〜14％を占める．

(f) 検査所見
上部消化管内視鏡検査にて，主にEGJに裂創と出血を認める（図6）．

(g) 治療
出血に対しては止血処置を行う．基本的には自然軽快する．

(h) 合併症
特になし．

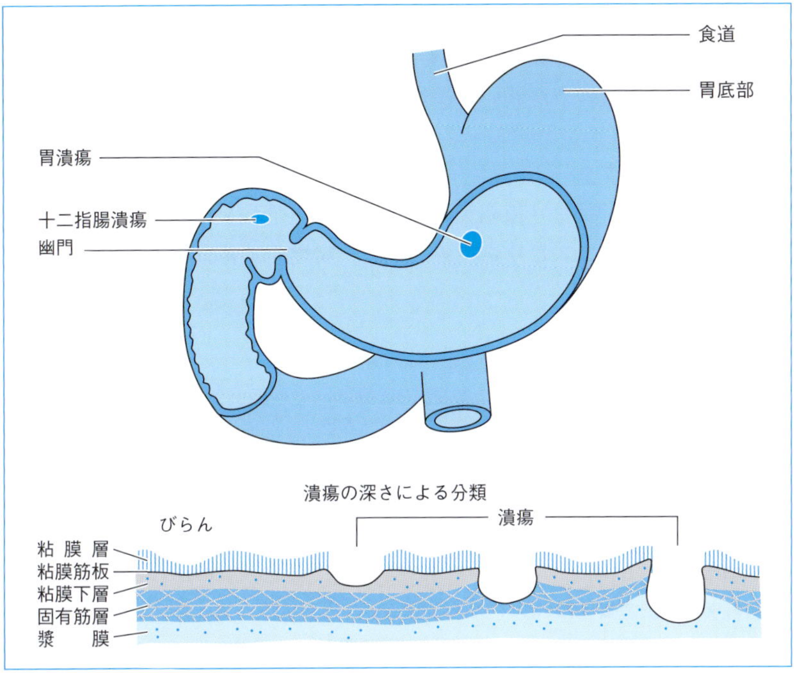

図7　胃潰瘍と十二指腸潰瘍
（胃潰瘍ガイドラインの適用と評価に関する研究班編：EBMに基づく胃潰瘍診療ガイドライン，第2版，じほう，2007より引用）

⑤ 胃潰瘍，十二指腸潰瘍　　Common

(a) 概論
　胃酸やペプシンにより胃粘膜，十二指腸粘膜に傷害が起こり，粘膜欠損をきたしたものである．多くは心窩部痛であるが，胸痛を訴える場合もある．吐血や下血を認める場合もある．

(b) 病態
　粘膜層だけの浅い傷の場合を「びらん」と呼び，粘膜下層以上の深さに及ぶ場合を「潰瘍」と定義されている．胃潰瘍は出血，十二指腸潰瘍は出血や穿孔をきたす場合がある（図7）．

(c) 好発年齢

胃潰瘍は30歳代以降，十二指腸潰瘍は20〜40歳代に多いといわれている．十二指腸潰瘍の方が若い人に多い．

(d) リスクファクター

ヘリコバクターピロリ菌感染，非ステロイド性抗炎症薬（NSAIDs），ステロイド，低用量アスピリン，ストレス，喫煙，アルコールなど．

(e) 身体所見

心窩部に圧痛を認めることが多い．

(f) 検査所見

便潜血陽性．急性期には貧血は認めない．

(g) 治療

急性期にはプロトンポンプインヒビター（PPI），H_2ブロッカーで治療を行う．ヘリコバクターピロリ菌感染が確認された場合には除菌治療を行う．NSAIDsやアスピリンの内服例では中止すべき場合もある．

(h) 合併症

穿孔などから腹膜炎をきたす場合や，出血が大量になる場合は出血性ショックをもたらす場合もある．

⑥ 胆石発作 Common

(a) 概論

食後などに急激に起こる右上腹部痛である．時として「右胸の下のあたりが痛い」とか「みぞおちのあたりが痛い」という訴えをする患者もいる．胆石がある状況で炎症などが起こっていないにもかかわらず突然に起こる痛みのことを胆石発作と呼び，急性胆嚢炎までは起こしていない状況である（図8）．

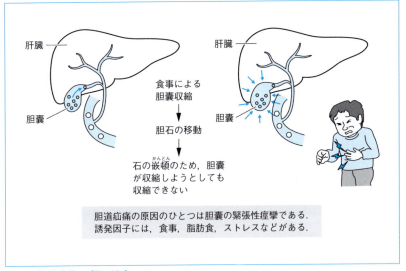

図8 胆石発作の起こり方
(日本消化器病学会編:患者さんと家族のための胆石症ガイドブック. 南江堂, p7, 2010 より改変し転載)

(b) 病態

　食後に本来収縮して胆汁を排出すべきところ, 胆嚢内結石の胆嚢頸部や胆嚢管での嵌頓により, 胆嚢が収縮できないことが原因と考えられている (胆石があっても必ずしもその存在だけで痛みを起こすわけではない). これを有症状胆石症と呼んだり, 痛みのことを胆道痛とする考えもある. 胆道痛は, 典型的には食後か夜間に心窩部・右季肋部・右背部に突発し20分以上持続する強い疼痛発作である.

(c) 好発年齢

　胆石があることを前提にすると, 当然であるが, 胆石ができやすい人に起こりやすい. 30〜40歳代以降の成人に好発する. 40歳代の女性に起こりやすいことはよく知られている. コレステロール結石ができやすい5F:Forty, Female, Fatty, Fair(白人), Fecund(多産婦)はすでにご存知のことと思われる.

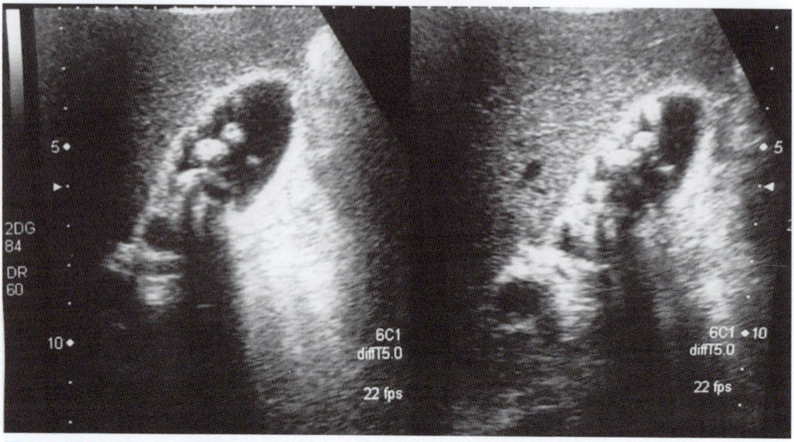

図9 胆石のエコー画像
胆石のみの例，周囲に炎症がない．

(d) リスクファクター

脂肪分の多い食事が原因といわれている．ストレスも関与しているといわれるが定かではない．

(e) 身体所見

右上腹部に圧痛がある場合がある．Murphy 徴候は急性胆嚢炎の所見として有名であるが，胆石発作時に Murphy 徴候がどれくらいの頻度で認められるかは不明である．

(f) 検査所見

腹部超音波検査で胆石の存在と胆嚢の緊満を確認する（図9）．
急性胆嚢炎は，れっきとした炎症が起こるが，胆石発作は，炎症が起こっていない状態であるので，炎症反応（CRP やプロカルシトニンなど）が上昇していないこともあり，血液検査はあまり有効ではないと思われる．炎症がないからといって，病気がないと勘違いしないようにすべきである．（CRP の値でこの病気の良し悪しを決めてはいけない！）

(g) 治療

NSAIDsなどの鎮痛薬で対応することが多いが，あまりにもひどいときには胆嚢摘出術も検討する．再発を繰り返す例では，ウルソデオキシコール酸が胆道痛の軽減に有効であるという意見はあるが，胆石の完全溶解には至らないケースが多いとされている．

(h) 合併症

生命予後には影響しないが，胆道痛発作の再発が約70％の例に，急性胆嚢炎などの合併も年率1〜2％でみられる．

⑦ 急性胆嚢炎　Common

(a) 概論

主に胆嚢内結石の嵌頓などにより，胆嚢に炎症が起こった状態である．多くは右上腹部痛を訴えるが，心窩部痛から胸の下あたりに痛みを訴える場合があるので，胸痛の鑑別に入れて対応すべきである．胆嚢内に結石がなくても胆嚢炎を起こすケースがあり，そうした病態は無石胆嚢炎と呼ばれる．

(b) 病態

本質的には，胆嚢管の閉塞による胆嚢内粘膜の傷害による．原因の85〜95％は胆嚢結石が原因である．無石胆嚢炎では胆嚢動脈の循環不全が原因になる場合もある．

(c) 好発年齢

50〜60歳代での発症が多い．日本では高齢者での胆嚢炎も多くなっている．

(d) リスクファクター

胆石，肥満，薬剤などがリスクである．

(e) 身体所見

Murphy徴候（発熱，腹痛，黄疸）が有名である．しかし，感度は50〜

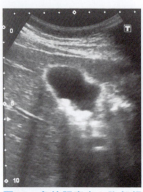

図10 急性胆嚢炎の腹部超音波検査所見
胆石が複数あり，胆嚢壁が肥厚している．

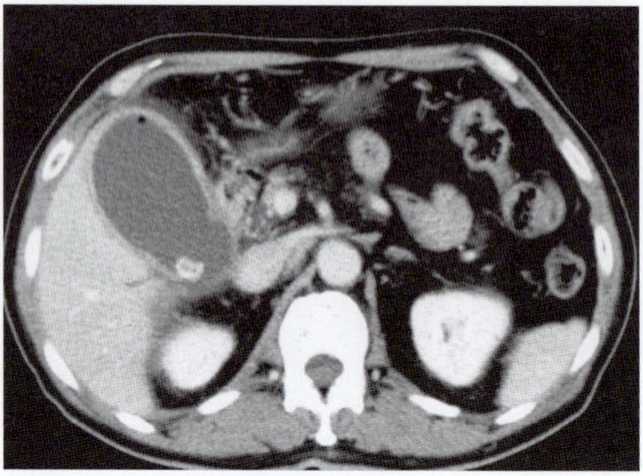

図11 CTによる急性胆嚢炎
胆嚢が腫大し，胆嚢壁が肥厚し，胆石がある．

60％程度，特異度は79〜96％と報告されている．このように，感度が低く，特異度は高いので，Murphy徴候があれば確定診断に近づくが，Murphy徴候がないからといって，胆嚢炎を除外することは難しい．

　超音波プローブを右肋弓下に当てて調べるときにsonographic Murphy徴候を確認することも大切である．発熱や黄疸があるかどうかも確認すべきである．

(f) 検査所見

　腹部超音波検査で胆石の有無や，胆嚢壁の肥厚などを確認する．臨床徴候と検査所見，画像所見（図10, 11）を組み合わせた急性胆嚢炎の診断基準（表2）があり，確診か疑診かそれとも該当しないのか判断する．

(g) 治療

　原則は胆嚢摘出術である．腹腔鏡下胆嚢摘出術を行うか，開腹胆嚢摘出術を行うかは施設やタイミングなどの条件により異なる．

(h) 合併症

　急性胆管炎を併発している場合もある．胆嚢内結石のサイズが小さい場

表2 急性胆嚢炎の診断基準

A	局所の臨床徴候 (1) Murphy's sign [*1], (2) 右上腹部の腫瘤触知・自発痛・圧痛
B	全身の炎症所見 (1) 発熱, (2) CRP 値の上昇, (3) 白血球数の上昇
C	急性胆嚢炎の特徴的画像検査所見 [*2]

確診：A のいずれか＋B のいずれか＋C のいずれかを認めるもの
疑診：A のいずれか＋B のいずれかを認めるもの

注）ただし，急性肝炎や他の急性腹症，慢性胆嚢炎が除外できるものとする
[*1]：Murphy's sign：炎症のある胆嚢を検者の手で触知すると，痛みを訴えて呼吸を完全に行えない状態
[*2]：急性胆嚢炎の画像所見：
・超音波検査：胆嚢腫大（長軸径＞8 cm，短軸径＞4 cm），胆嚢壁肥厚（＞4 mm），嵌頓胆嚢結石，デブリエコー，sonographic Murphy's sign（超音波プローブによる胆嚢圧迫による疼痛），胆嚢周囲滲出液貯留，胆嚢壁 sonolucent layer（hypoechoic layer），不整な多層構造を呈する低エコー帯，ドプラシグナル
・CT：胆嚢壁肥厚，胆嚢周囲滲出液貯留，胆嚢腫大，胆嚢周囲脂肪織内の線状高吸収域
・MRI：胆嚢結石，pericholecystic high signal，胆嚢腫大，胆嚢壁肥厚
（急性胆管炎・胆嚢炎診療ガイドライン改訂出版委員会主催：急性胆管炎・胆嚢炎診療ガイドライン2018，医学図書出版，2018 より引用）

合には，胆嚢内から胆嚢管を通って総胆管内に落下して総胆管結石となりうるので，胆管内での嵌頓により急性胆管炎を併発する．ごくまれに急性胆管炎の炎症が高度になると胆嚢穿孔を起こすケースもある．

⑧ 急性膵炎　Common

(a) 概論

心窩部に激烈な痛みをもたらす膵臓の炎症である．主に大量飲酒後に起こるアルコール性急性膵炎と，総胆管結石が嵌頓して起こる胆石性急性膵炎がある．多くの場合は腹痛や背部痛であるが，胸のあたりを強く痛がるしぐさをする場合もあり，胸痛だと感じる患者もいる．特に重症急性膵炎では，ときとして呼吸困難をきたすこともあるため，急性冠症候群（ACS）や肺塞栓症との鑑別を要する場合がある．

(b) 病態

急性膵炎は膵酵素の活性化による膵組織の自己消化によって，膵に浮腫

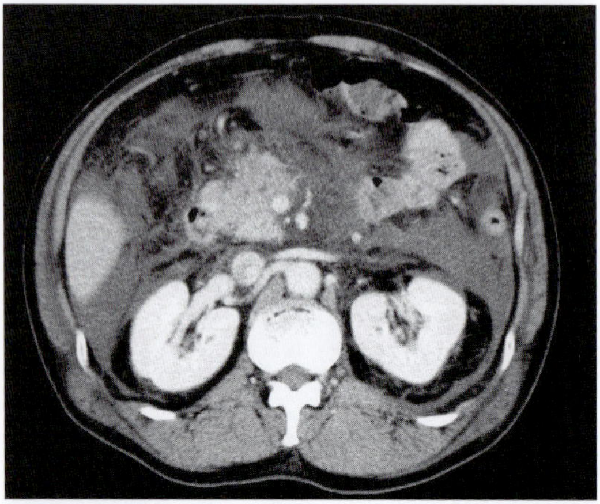

図12　腹部造影CT
膵体部より尾部にかけて造影されず壊死になっており，液体貯留が広範に認められる．

や出血，壊死が生じる状態である．また，膵周囲組織や腹腔内に膵酵素による自己消化が拡大していく．

(c) 好発年齢
　急性膵炎は成因によらず，日本では10歳代以降に発症例が増加していき，男性では50歳代に発症のピークがあり，女性では70歳代に発症のピークがある．

(d) リスクファクター
　アルコール，胆石が直接原因である．

(e) 身体所見
　心窩部の圧痛や筋性防御がよく認められる所見である．胆石性膵炎では，場合によっては黄疸を合併していることもある．

(f) 検査所見
　血中アミラーゼ，リパーゼが上昇する．血中リパーゼの急性膵炎診断に

表3 急性膵炎の診断基準

1. 上腹部に急性腹痛発作と圧痛がある．
2. 血中または尿中に膵酵素の上昇がある．
3. 超音波，CT または MRI で膵に急性膵炎に伴う異常所見がある．

上記3項目中2項目以上を満たし，他の膵疾患および急性腹症を除外したものを急性膵炎と診断する．ただし，慢性膵炎の急性増悪は急性膵炎に含める．
注：膵酵素は膵特異性の高いもの（膵アミラーゼ，リパーゼなど）を測定することが望ましい．
（急性膵炎の診断基準　厚生労働省難治性膵疾患に関する調査研究班 2008 年より）

対する感度は 86.5〜100％，特異度は 84.7〜99.0％と高い．アミラーゼよりもリパーゼの方が感度が高いので，急性膵炎を疑うときはリパーゼを測定することが有用である．

　画像所見は超音波や CT での評価が有効である．しかし，超音波検査での膵の描出率は 62〜90％といわれており，初学者にはなかなか難しく，肥満体形の患者での膵評価は容易ではない．合併症評価も含めて，腎機能などの諸条件が許せば，腹部骨盤部造影 CT を撮影することが望ましい（図12）．

　血液検査（アミラーゼ，リパーゼ）と画像所見は診断基準（表3）の判定に必要である．

(g) 治療

　十分な量の初期輸液，酸素投与，鎮痛，絶食などが基本治療である．胆石がある場合には嵌頓結石の除去が必要である．重症急性膵炎の場合には，人工呼吸管理や抗菌薬治療，血液浄化療法などが必要になる場合があり，集中治療室での治療が求められる場合がある．

(h) 合併症

　胸水，腹水貯留，乏尿，腎不全，呼吸不全，膵壊死など多くの合併症がある．

　2012 年の改訂アトランタ基準では，1つないし，複数の臓器不全が 48 時間以上持続する急性膵炎が重症と判定されることになっている．また，

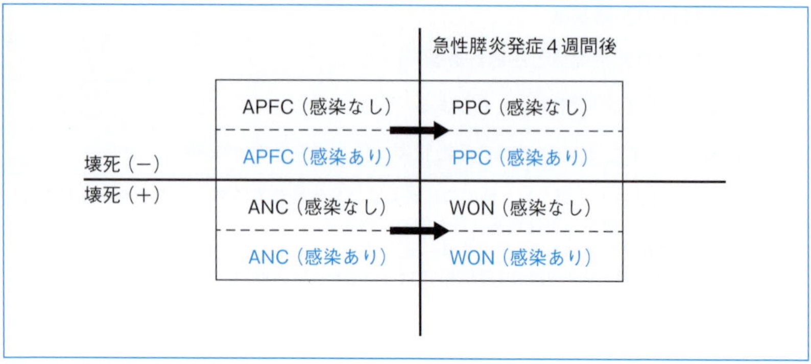

図13 急性膵炎の形態分類
APFC：acute peripancreatic fluid collection（急性膵周囲液体貯留），ANC：acute necrotic collection（急性壊死性貯留），PPC：pancreatic pseudocyst（膵仮性囊胞），WON：walled-off necrosis（被包化壊死）
（文献16）より引用改変）

　壊死の有無，感染の有無，そして4週間の経過を考慮した上での合併症の分類が図13のようにされている．

　その中でもwalled-off necrosis（WON）は，壊死物質や液体が成熟した炎症性の壁により被包化されて形成されたものとして，新たに定義づけされた．

　壊死性膵炎では保存的治療が原則であり，4週以降まで待機してWONの時期にインターベンション治療を行うことが望ましい．ただし，感染の有無により治療適応は異なる．

第Ⅲ章　知っておくと役に立つ胸痛の鑑別疾患

B 呼吸器関連

① 胸膜炎　Common

(a) 概論

胸の一部がチクチクするとか，キリキリと痛むというような訴えがある．全身状態も保たれており，胸を押さえ込むというような激しい痛みではない．表在性の痛みで，呼吸に伴う痛みであることが多く，痛みの自覚を軽減するために浅く呼吸をしている人もいる．発熱を伴う場合には感染性胸膜炎であることが経験的に多く，細菌性，ウイルス性の可能性がある．

> **1 行必殺技**
> 息を吸ったときが痛いという訴えは胸膜炎を想起！

> **1 行必殺技**
> 熱がある胸痛なんて，ヤバいに決まっている！

(b) 病態

胸膜炎は，肺疾患から胸膜に二次的に炎症が波及して生じることが多いが，胸痛が起こるのは，壁側胸膜に炎症が及んだときである．壁側胸膜に存在する肋間神経に胸腔の炎症が波及すると深吸気や咳嗽時に増強する胸膜痛 pleuritic pain が出現する．胸痛のみの胸膜炎は少なく，多くの場合，胸部単純 X 線写真で胸水貯留が認められる．

(c) 好発年齢

原因によるが感染性，特にウイルス性胸膜炎では若年者でも発生する．結核性胸膜炎は若年者から高齢者までさまざまである．癌性胸膜炎は，高

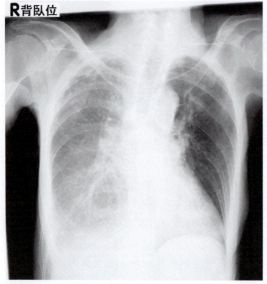

図14 88歳女性の結核性胸膜炎の胸部単純X線写真
背臥位．右胸水貯留を認める．

齢者に多い．

(d) リスクファクター

胸水貯留や胸膜炎を発症するリスクには，がん（肺がん，乳がん，悪性リンパ腫など）や結核，リウマチや全身性エリテマトーデスなどが有名である．女性ではMeigs症候群でも胸水貯留が起こる．

(e) 身体所見

聴診では呼吸音減弱・消失があり，打診にて濁音が認められることが多い．また，非対称性胸郭拡大，音声振盪低下，胸膜摩擦音を認めることがある．

(f) 検査所見

胸部単純X線写真にて片側性の胸水の貯留を認める（図14）．胸部単純

表4　滲出性胸水と漏出性胸水

	滲出性	漏出性
総蛋白（TP）	胸水/血清＞0.5	胸水/血清＜0.5
LDH	胸水/血清＞0.6	胸水/血清＜0.6
	胸水LDH＞血清LDH基準値上限の2/3	
以上のどれか1つでも満たせば滲出性と判断する		

ただし，25％の漏出性を滲出性と判断してしまう可能性があるため，漏出性胸水が強く疑われる場合には，血清と胸水の総蛋白の差をチェックして3.1g/dL以上であれば漏出性と判断する（∴血清蛋白－胸水蛋白≧3.1→漏出性）．

X線写真正面像（立位）では胸水が300mL以上貯留した場合に肋骨横隔膜角（costophrenic angle：CP-angle）の鈍化として認められる．

通常の血液検査では胸膜炎に特異的なものはなく，胸水穿刺が原因を探るうえで重要な検査となる．

胸水は滲出性と漏出性胸水に大別されるが，その鑑別にはLightの基準が頻用される（表4）．滲出性胸水をもたらす代表的な胸膜炎は癌性胸膜炎と感染性胸膜炎である（表5）．

すなわち❶蛋白：胸水/血清＞0.5，❷LDH：胸水/血清＞0.6，❸胸水LDH/血清LDH基準値上限＞2/3，のいずれかを満たすとき，滲出性胸水と判断する．

（g）治療

胸水穿刺の結果により原因別で治療法が異なる．膿性胸水であった場合にはドレナージを行い，抗菌薬治療を行う．結核性胸膜炎であれば，抗結核薬による治療を行う．癌性胸膜炎では，胸水減少が期待できない場合，**胸膜癒着術**（p59のTOPICS参照）を考慮する．

（h）合併症

咳や呼吸困難，発熱などが生じる．臓側胸膜由来の迷走神経への刺激により咳嗽が惹起される．大量の胸水が貯留すると胸腔内が陽圧になり，肺

表5 滲出性胸膜炎の鑑別診断・検査所見

	細胞分画	その他
1. 癌性胸膜炎	リンパ球優位	胸水細胞診で悪性細胞陽性（50～80％） 胸水中CEA高値 胸膜中皮腫：ヒアルロン酸高値
2. 細菌性胸膜炎・膿胸	好中球優位	胸水塗抹・培養陽性，pH，グルコース低値
3. 結核性胸膜炎	リンパ球優位 （初期は好中球優位）	胸水塗抹陽性（10％以下），培養陽性（20％以下），結核菌PCR陽性（20～42％程度） ADA高値（＞50U/L） 病理組織で乾酪性肉芽腫（胸膜生検）
4. 膠原病	リンパ球または好中球優位	RA： グルコース低値（＜40mg/dL），pH低値（＜7.20） 　　　LDH高値（＞700IU/Lまたは血清正常値の2倍以上） 　　　補体低値，RF高値（320倍以上または血清測定値と同等以上） SLE： RAに比しグルコース（＞60mg/dL），pH（＞7.35）は高値 　　　 LDH低値（＜500IU/Lまたは血清正常値の2倍以下） 　　　 抗核抗体，LE細胞陽性
5. 肺塞栓	好中球優位	30～50％に胸水貯留をみるが，胸水に特異的所見なし．60％が血性胸水 疑い例ではFDP-Dダイマー，造影CT，血流シンチグラフィ，心エコーを考慮
6. 薬剤性	好酸球またはリンパ球優位	好酸球性胸膜炎：バルプロ酸ナトリウム，ダントロレン，ブロモクリプチン，プロピルチオウラシル 薬剤性ループスに伴う胸膜炎：プロカインアミド，ヒドララジン，クロルプロマジン，イソニアジド，D-ペニシラミン，メチルドパ，キニジン
7. 膵炎	好中球優位	アミラーゼ高値 左側（16％），両側（77％），右側（8％）
8. 横隔膜下膿瘍	好中球優位	白血球数が著増していても（50,000/μL），pH（＞7.2），グルコース（＞60mg/dL）は比較的保たれる
9. Meigs症候群	好中球優位 （白血球＜1,000/μL）	良性卵巣腫瘍，腹水の存在，腫瘍摘出後の胸腹水の消失 右側（70％），両側（20％），左側（10％）

RA：慢性関節リウマチ，SLE：全身性エリテマトーデス，RF：リウマチ因子，ADA：アデノシンデアミナーゼ
（関谷充晃：胸膜炎. medicina 48(11)増刊号：169-172, 2011 より転載）

を虚脱させ，横隔膜を圧排し胸壁のコンプライアンスが減少するため，呼吸困難を自覚するようになる．原因によってその出現頻度はさまざまである．

> **TOPICS：胸膜癒着術**
>
> 化学的胸膜炎を惹起せしめる化学物質を胸腔内に注入し，臓側胸膜と壁側胸膜を癒着させ，胸水の貯留を防ぐ治療法である．注入する薬剤としてはOK432，タルク，ドキシサイクリン，ミノサイクリンなどの報告がある．

② 肺炎（膿胸，肺炎随伴性胸水貯留） Common

(a) 概論

発熱，咳，痰に伴って，胸痛を訴える場合には肺炎を考える．痛みの本体は胸膜痛である．胸痛は市中肺炎の30％に認められるといわれるが，レジオネラ肺炎では胸痛や，咳，膿性痰が少ないため，胸痛があるときにはレジオネラ肺炎は考えにくい．

(b) 病態

胸膜に炎症や損傷が波及すれば，胸膜炎以外でも胸膜痛になる．胸膜痛は胸膜が進展するときの痛みでくしゃみ，咳嗽，深吸気で増強し，ほとんどは片側である．肺炎で胸膜に炎症が波及したときに胸膜痛がみられる．急性肺炎のなかでも肺炎球菌性肺炎は頻度が高く，胸膜に炎症が波及しやすい．咳嗽，悪寒戦慄に伴う発熱に褐色の痰と胸膜痛があれば典型的な肺炎球菌性肺炎で，crackleが聴かれる．

肺炎球菌性肺炎，ニューモシスチス肺炎などは胸痛を伴うが，マイコプラズマ肺炎やレジオネラ肺炎は肺外症状が多いため，胸痛を呈している場合，最も原因として多い肺炎球菌性肺炎を考えることになる（**表6, 7**）．

(c) 好発年齢

肺炎球菌の感染は10〜20歳代では少なく，30歳代以降に多く60〜70歳代がピークになる．

表6 レジオネラ肺炎と肺炎球菌性肺炎の臨床像の比較

	症例数（括弧内%）		p
	レジオネラ肺炎	肺炎球菌性肺炎	
先行症状の持続日数，mean±SD	5.3±2.8	3.5±3.2	＜0.001
先行する上気道感染症状	5 (6)	46 (34)	＜0.001
咳	54 (67)	122 (90)	＜0.001
膿性痰	22 (27)	87 (64)	＜0.001
胸痛	17 (21)	89 (65)	＜0.001
筋肉痛	41 (51)	19 (14)	＜0.001
頭痛	35 (43)	21 (15)	＜0.001
消化器症状	15 (19)	13 (10)	0.007
寒気	48 (59)	83 (61)	NS
昏迷	20 (25)	19 (14)	0.049
体温，mean ℃ ±SD	39.0±0.9	38.2±1.0	＜0.001
発熱（39℃以上）	38 (47)	18 (13)	＜0.001
心拍数（＜80回/分）	10 (12)	18 (13)	NS
心拍数平均	103	104	NS
ラ音	70 (87)	110 (81)	NS
聴診所見と重症度の乖離	18 (22)	10 (7)	0.002
ショック	2 (2)	15 (11)	0.025

同じ肺炎でも原因となる微生物が違うとこんなにも臨床像が違うものかと思い知らされる．胸痛は肺炎球菌に多く，筋肉痛，頭痛はレジオネラ肺炎で多い．
（藤田次郎：診療所で診る市中肺炎，日本医事新報社，p52, 2018 より引用）

(d) リスクファクター

　肺炎に関するリスクファクターは特にない．ただし，レジオネラ肺炎に関しては，男性，喫煙者，慢性心疾患，慢性肺疾患，糖尿病，末期腎不全患者，移植患者，免疫抑制状態にある患者，担がん患者，50歳以上，が宿主の危険因子であり，最近の1泊以上の旅行，井戸水の使用，上水道の

表7 肺炎の原因微生物

年齢区分	肺炎の原因微生物
≦1歳	肺炎球菌，インフルエンザ菌
2歳≦	肺炎球菌，インフルエンザ菌，マイコプラズマ
≦64歳	肺炎球菌，マイコプラズマ，クラミジア
65歳≦	肺炎球菌，インフルエンザ菌，レジオネラ，マイコプラズマ，クラミジア，緑膿菌

破損，温泉，生活環境の近くに冷却塔がある，などがレジオネラ曝露の危険因子として知られている．脾摘されている患者は肺炎球菌感染の重症化リスクが高い．

(e) 身体所見

聴診上，肺炎の部位に crackle が聴取される．

(f) 検査所見

血液検査では炎症所見が確認されるが，早期の場合には CRP などは陰性である．胸部単純 X 線写真で浸潤影などが認められれば診断は容易である．しかし，胸部単純 X 線写真に特徴的な炎症所見がないからといって，肺炎を否定することはできない．尿中肺炎球菌抗原検査は簡便な検査で有用である．診断精度に関しては，感度 80％，特異度 95％である．

肺炎の重症度判定には A-DROP を用いる（図15）．

(g) 治療

原因微生物を考慮して抗菌薬治療を行う．そのためには痰培養などを確実に行う．痰のグラム染色の結果から原因菌を推定し，抗菌薬の選択に役立てる（表8）．

(h) 合併症

菌血症，敗血症，急性呼吸促迫症候群（ARDS）に気をつけなければならない．

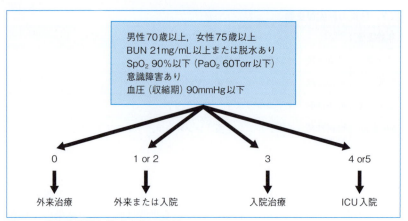

図15 重症度分類と治療の場の関係
(日本呼吸器学会呼吸器感染症に関するガイドライン作成委員会編：成人市中肺炎診療ガイドライン，2007より引用)

表8 グラム染色による原因菌推定と標的治療例

グラム染色像	原因菌	標的治療例	
		静注薬	経口薬
グラム陽性双球菌	肺炎球菌	ペニシリンG アンピシリン	アモキシシリン
グラム陰性球桿菌	インフルエンザ桿菌 (BLNARの可能性を考慮)	セフトリアキソン セフォタキシム	レボフロキサシン ミノサイクリン
グラム陰性双球菌	モラキセラ・カタラーリス	アンピシリン・スルバクタム	アモキシシリン・クラブラン酸
グラム陰性桿菌 (太い)	クレブシエラ属 大腸菌	セフトリアキソン セフォタキシム	レボフロキサシン
グラム陰性桿菌 (細い)	緑膿菌	セフタジジム	シプロフロキサシン
グラム陽性球菌 (ぶどう房状)	黄色ブドウ球菌	アンピシリン・スルバクタム バンコマイシン (MRSAを疑うとき)	アモキシシリン・クラブラン酸

BLNAR：βラクタマーゼ非産生アンピシリン耐性，MRSA：メチシリン耐性黄色ブドウ球菌
(福山 一ほか：肺炎. Hospitalist 1(2)：249-257, 2013より引用)

TOPICS：肺炎を疑っているときに胸部単純X線写真はいつ撮るとよいのか？

肺炎を疑って胸部X線写真を撮影した場合，実際に肺炎を認めた頻度は，Emermanらは7％，Melbyeらは15％，Leventhalは19％，Heckerlingは28％，Gennisらは38％とさまざまの報告がある．同じクライテリアで撮影していないため，頻度のバラツキは当然であるが，多くの医師は，約60〜90％の患者に不必要な胸部X線写真を撮影していることがわかる．発熱，咳，痰，coarse crackleの4項目を満たした場合と肺炎の有無の間には，感度91.7％，特異度92.7％の相関があり，市中肺炎診断のために胸部X線撮影を行う適切な時期は，発熱，咳，痰とcoarse crackleの項目を満たす場合であるとの意見が報告されている．
（文献22）より引用）

TOPICS：肺炎の診断に関して

- 胸痛は30％，悪寒は40〜50％，振戦は15％の患者に認められる．
- 発熱は80％の患者でみられるが，高齢者では発熱がないこともよくあるので注意が必要である．
- 呼吸数＞24回/分は45〜70％の患者でみられる．高齢者では有用な所見である．
- バイタルサインでは，1）呼吸数＜30回/分，2）心拍数＜100/分，3）体温＜37.8℃の3つを満たした場合の，陰性尤度比0.18である．

（文献21）より引用）

③ 気管支炎　Common

(a) 概論
ひどい咳が5日以上持続し，痰や発熱を伴う場合に気管支炎を考える．咳のし過ぎで胸が痛いといわれることもしばしばある．その場合には肋骨損傷も考えなくてはいけない．

(b) 病態
ほとんどの場合がウイルス感染による気管支の炎症である．2週間ほどで治癒してしまうことが多い．

(c) 好発年齢
特になし．

(d) リスクファクター
ウイルス感染であるため，インフルエンザ，マイコプラズマ，百日咳などの流行はリスクとなる．同じ症状を伴う患者との接触はリスクになる．

(e) 身体所見
喘鳴を伴う場合がある．

(f) 検査所見
肺炎との鑑別のために胸部単純X線写真や胸部CTを行うことがある．．

(g) 治療
自然軽快することが多いため，鎮咳薬・去痰薬などの対症療法が行われる．抗菌薬は通常必要とせず，百日咳，マイコプラズマが原因の場合にはアジスロマイシンが適応になる．喘鳴がある場合には，β_2刺激薬を用いることもある．

表9 小細胞肺がんと非小細胞肺がんの分類

		組織	好発部位	進行の速さ・特徴
小細胞肺がん		小細胞がん	肺門, 肺野	増殖が速い, 転移しやすい 喫煙との関連性が高い
非小細胞肺がん		腺がん	肺野	症状が乏しい, 肺がんでは最多
		扁平上皮がん	肺門	咳や血痰などの症状が出やすい 喫煙との関連性が高い
		大細胞がん	肺野	増殖が速い

(h) 合併症

3週間以上遷延する場合には，他の疾患の合併を考慮する．

④ 肺がん

Common

(a) 概論

ご存知の通り，肺胞や気管支にできた悪性腫瘍のことである．胸痛を訴える場合もあるが，多くの場合は，無症状である．

(b) 病態

がんの胸膜浸潤による胸膜炎，胸膜痛を起こす場合や，胸水貯留，心膜への転移・浸潤からの心タンポナーデでは胸痛を起こしうる．また，肺がんが肋骨や肋間神経に刺激を与えれば胸痛が持続する．肺がんが肺尖部にできた場合を「パンコースト腫瘍」と呼ぶが，肺がんが肺尖部から周囲の胸壁に達して，その部位の神経を侵すことにより，腕の内側が最初痛くなり，その後，腕の痛みやしびれに続き，胸や肩が痛くなることもある．このように，肺がんにおける胸痛は一様ではない．

肺がんの病態は，がん細胞の種類によって，進行の仕方が異なる．大きくは，小細胞肺がんと非小細胞肺がんに分類される（表9）．

(c) 好発年齢

40歳代以降，高齢になるほど増加する．

(d) **リスクファクター**

　喫煙が大きなリスクになる．たばこを吸わない人に比べて，吸う人が肺がんになるリスクは男性で4.4倍，女性で2.8倍と高い．

　それ以外にも，アスベストやCOPDなどがリスクになる．肺がんの家族歴もリスクになる．

(e) **身体所見**

　肺がんの診断に直結するきわめて有用な身体所見は残念ながらあまりない．実際に肺がんが疑われる患者の診察では，喫煙歴を聴き，ばち指の有無を観察して頸部から鎖骨上窩リンパ節を触ってから聴診するとの意見がある．喫煙歴があり，胸鎖乳突筋が発達していればCOPDが疑われるので，喫煙者としても肺がんの確率はさらに高く，ばち指が肺がん患者で診られることは少ないので，ばち指が高率にみられるときには，間質性肺炎の存在を疑う．

(f) **検査所見**

　胸部単純X線写真や胸部CT，PET検査で評価する．または喀痰細胞診を行い，がん細胞が出てくるかを調べる．腫瘍マーカーについては，非小細胞肺がんでは，CYFRA21-1，CEA，SCC，SLX（Sialyl Lewis X），CA125が，小細胞肺がんではNSEとproGRPが使われている．状況によっては気管支鏡を用いての肺生検，胸腔鏡を用いての肺生検で組織診断をする場合もある．

(g) **治療**

　TNM分類に応じて，臨床病期を決定し，手術，放射線治療，薬物治療などを行う．詳細は本書では割愛する．

(h) **合併症**

　心タンポナーデは原因として肺がんが最も多く，胸痛を生じることもある．胸痛がある場合には肺塞栓も鑑別に入れる．その際には急激な呼吸困難，低酸素血症を伴っていることから疑うことにつながる（**表10**）．

表 10　肺がん診療で重要な緊急症

循環器系	上大静脈症候群 心タンポナーデ
呼吸器系	大量胸水 気道閉塞 大量喀血 薬剤による肺障害
神経系	脊髄圧迫 頭蓋内圧亢進
電解質異常	高カルシウム血症 低ナトリウム血症
その他	抗がん薬に対する過敏反応

(鈴木　勉：肺がん診療における緊急症．呼吸と循環 61（1）：62-69, 2013 より引用)

⑤ 縦隔炎・縦隔洞炎　Rare

(a) 概論

急性に起こる縦隔炎・縦隔洞炎は胸骨正中切開術後や上部消化管内視鏡などの医療行為の後や，上気道感染の後に発熱や悪寒，胸痛などを呈したときに積極的に疑って診断につなげるべきである．

(b) 病態

かつては，食道穿孔や，頭頸部領域の感染の波及が多かった．降下性壊死性縦隔炎と呼ばれた時代もあった．降下性壊死性縦隔炎は口咽頭膿瘍や頸部外傷などに伴う膿瘍が筋膜間隙に沿って縦隔へ至る炎症性疾患である．

感染源はおよそ部位によって判別できる（図 16〜18）．
1) 縦隔上部：口腔（歯，歯肉，舌），咽頭部の感染巣の縦隔への下降
2) 縦隔内臓器（食道，気道）の損傷，穿孔：特発性，憩室，異物，食物，外傷，がん，内視鏡やブジー，挿管など医原性
3) 肺，胸腔の感染巣からの縦隔への波及
4) 骨・軟骨炎症の波及

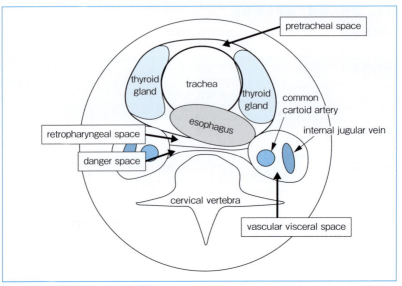

図16 頸部喉頭下レベルの構造
(野中 誠ほか:降下性壊死性縦隔炎:早期発見と適正な治療のために. 日集中医誌 15:41-48, 2008 より引用)

5) 術後合併症(特に胸骨正中切開)

(c) 好発年齢
特徴的な好発年齢はない.

(d) リスクファクター
心臓大血管手術などの胸骨正中切開術後,上部消化管内視鏡検査後での発症が多いので,リスクとなる医療行為を確認する.上気道感染もリスクになる.原因として,歯科膿瘍や咽頭炎に続発した咽後膿瘍,扁桃炎・扁桃周囲炎,喉頭蓋炎,副鼻腔炎,耳下腺炎などが原因になることもある.

(e) 身体所見
体表に現れる所見は特異的ではない.

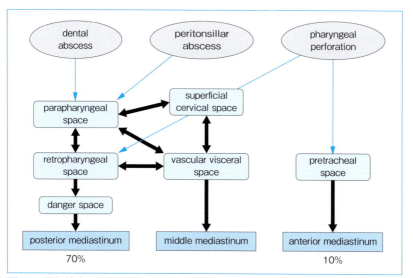

図17 頸部膿瘍と頸部間隙，縦隔との関係
歯科膿瘍，扁桃周囲膿瘍などは傍咽頭腔を通して後縦隔での縦隔炎につながり，前縦隔での縦隔炎は咽頭破裂で気管前腔を通して起こる．降下性壊死性縦隔炎の70％が危険隙（danger space）を通り，10％が気管前間隙から波及するとされる．
（荒井保典：降下性壊死性縦隔炎．臨床放射線 63(12)：1542-1545，2018 より引用）

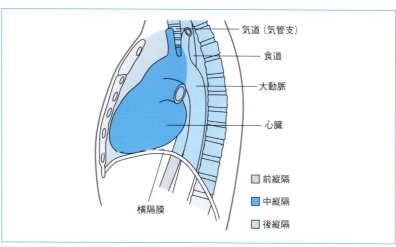

図18 縦隔の区域

(f) 検査所見

縦隔の炎症や膿瘍を反映して胸部 X 線写真では縦隔陰影の拡大を，胸部 CT では縦隔脂肪組織の CT 値上昇を認める．

(g) 治療

治療の基本は，❶抗菌薬投与，❷縦隔ドレナージ・デブリドマン，❸感染巣あるいは穿孔臓器の修復，❹全身管理，場合によっては集中治療管理である．

(h) 合併症

敗血症，敗血症性ショックを合併することがある．

TOPICS：Lemierre 症候群（頸静脈化膿性血栓症）

直接の胸痛をきたすわけではないが，急性咽頭炎や急性扁桃炎，歯肉炎を発症後，4〜12 日で急激に炎症が咽頭外側隙に波及し，内頸静脈の化膿性血栓性静脈炎から敗血症性塞栓をきたす病態であり，縦隔炎の原因病態に類似しており，鑑別疾患に入れておくべきである．起因菌は嫌気性菌である *Fusobacterium necrophorum* が多いことは有名である．

参考文献
關　匡彦：Killer throat：見逃せない咽頭痛．Hospitalist 5(3)：565-572, 2017

第Ⅲ章　知っておくと役に立つ胸痛の鑑別疾患

C 心臓

① 心膜炎（心外膜炎）　Common

(a) 概論

非常に強い胸痛を自覚することがあり，七転八倒するような場合もある．しかし，比較的軽い胸痛で，胸部不快感程度のものもありさまざまである．痛みは呼吸によって増悪することが多い．また，体位により痛みが変化することもあり，仰臥位で痛みが増強し，前傾姿勢をとると減少するといわれている．

表11　心膜炎の原因と分類

1.	感染性心膜炎：細菌性，結核性，真菌性，ウイルス性
2.	特発性心膜炎（急性心膜炎）
3.	膠原病による心膜炎：リウマチ熱，SLE，関節リウマチ，Still病，強直性椎骨炎，Reiter症候群，全身性硬化症
4.	混合性結合組織病，Wegener肉芽腫症，Behçet病，Churg-Strauss症候群，結節性動脈炎，側頭動脈炎
5.	全身性炎症疾患：サルコイドーシス，アミロイドーシス，炎症性消化管疾患
6.	悪性腫瘍による心膜炎，悪性リンパ腫
7.	急性心筋梗塞：心筋梗塞に伴う心膜炎，急性心筋梗塞の心室自由壁穿孔による心膜液貯留
8.	薬剤性，放射線性心膜炎
9.	外傷，大動脈解離，開心術後
10.	甲状腺機能低下症
11.	心不全，腎不全

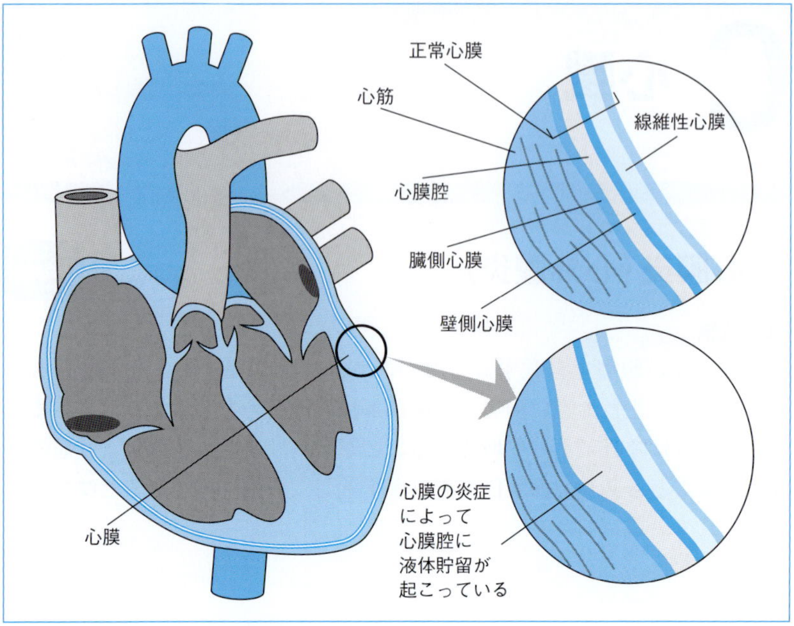

図19 心膜炎における心膜腔の液体貯留

(b) 病態
　感冒などの症状に引き続き，心膜が炎症を起こした状態である（表11）．心膜の炎症により，心膜腔に通常よりも多い心膜液が貯留する（図19）．

(c) 好発年齢
　原因により異なる．

(d) リスクファクター
　特発性・ウイルス性では，特別なリスクはない．膠原病，自己免疫性疾患，サルコイドーシスやアミロイドーシス，悪性腫瘍は心膜炎発症のリスクになる．

(e) 身体所見
　心膜摩擦音が急性心膜炎で特徴的であるが，いつでも必ず聞こえるとは

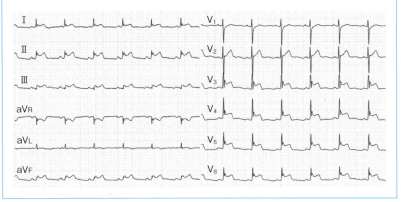

図20　心膜炎の心電図

限らない．心膜と心外膜が擦れ合うときに発生する音で，キュキュッとかギュギュっといった音が聞かれる．約1/3の症例で聞かれるという報告もある．

（f）検査所見

　心膜炎は，心電図のST上昇か，心膜液の貯留により診断される．心電図検査では，60％以上の症例で広範な誘導に鏡像変化を伴わないST上昇が認められる（図20）．

　急性心膜炎の診断に際して，診断基準はないが，多くの研究では，❶典型的な胸痛，❷心膜摩擦音，❸特徴的心電図変化，❹新規出現，または増量する心囊水，の4所見のうち2つの所見がある場合に診断されるものとしている．

（g）治療

　治療方法は原因によって変わるため，できる限り原因検索を進める．特発性やウイルス性であれば，アスピリンやNSAIDsなどの消炎鎮痛薬で治療を行う．禁忌でなければ，これにコルヒチンを追加することで，再発を防止できる効果が期待できる．ステロイドは，再発のリスクを増加させるため原則，使用しないが，自己免疫性などの場合には使用を考慮する．

表12 予後不良*因子

- 38℃以上の発熱
- 亜急性の経過
- 心膜液貯留
- 1週間のアスピリンもしくはNSAIDsによる治療不応性
- 心膜心筋炎
- 免疫不全
- 外傷
- 抗凝固薬内服中

*予後不良とは心タンポナーデ，再発性心外膜炎，収縮性心膜炎のリスクが高いことを指す．
CRP：C-reactive protein（C反応性蛋白），NSAIDs：non-steroidal anti-inflammatory drugs（非ステロイド性抗炎症薬）
（文献34，35）より引用改変）

コルヒチン使用時には，消化管症状（特に下痢），骨髄抑制，肝障害，筋障害に注意する．

(h) 合併症

心タンポナーデ，収縮性心膜炎，再発性心外膜炎を起こすことがある．特発性・ウイルス性急性心膜炎の0.8％，それ以外の原因による急性心膜炎では17％に起こるという報告がある．予後不良因子がESCガイドラインで示されている（表12）．

> **TOPICS：心膜摩擦音**
>
> 心膜摩擦音は高調で布を擦り合わせたような音で，①心房収縮期，②心室収縮期，③拡張早期の急速流入期と3つのタイミングのどこか，またはすべてで聴取しうる．座位前屈位で呼気を維持すると聴取しやすい．経過のなかで音が消失したり出現したりするので繰り返して聴取する．

② 大動脈弁狭窄症　　Common

(a) 概論

心臓弁膜症の一つであるが，当初は無症状で経過する．しかし，代償機

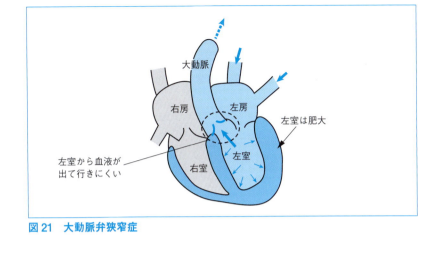

図21 大動脈弁狭窄症

転が破綻すると狭心痛，労作時の息切れ，全身倦怠感や失神，めまい，さらに心不全などが起こる．胸痛としては，安静時痛やチクチクした感じ，鈍痛，限局した痛み，短時間の胸痛などはさほど重大ではないが，労作時の再現性のある胸痛は失神と並んで大動脈弁狭窄症（AS）の主症状である．

(b) 病態

ASは何らかの原因により大動脈弁が硬化や狭窄をきたした結果，大動脈弁弁口面積が減少することにより（図21），左室から大動脈への駆出が障害され，左室と大動脈との間に圧較差が生じて左室圧の上昇から左房圧の上昇を起こし，左心不全を起こす．大動脈弁弁口面積は健常人では3～5 cm^2 であるが，これが1.5 cm^2 以下になってくると収縮期に左室と大動脈の間に有意な圧較差が発生するようになるといわれている（表13）．胸痛が起こるメカニズムとしては，相対的心筋虚血が考えられている．

(c) 好発年齢

近年は加齢性変化（退行変性）に伴う動脈硬化を主体としたASが増加している．若年者の場合は，多くは先天性二尖弁が原因である．70歳以上では退行変性48％，二尖弁27％，炎症性23％に対して，70歳未満では二尖弁50％，炎症性25％，変性18％という報告からも理解できる．

表13 大動脈弁狭窄症の重症度

	軽度	中等度	高度
連続波ドプラ法による最高血流速度 (m/s)	< 3.0	3.0〜4.0	≧ 4.0
簡易ベルヌイ式による収縮期平均圧較差 (mmHg)	< 25	25〜40	≧ 40
弁口面積 (cm^2)	> 1.5	1.0〜1.5	≦ 1.0
弁口面積係数 (cm^2/m^2)	―	―	< 0.6

(Bonow RO, Carabello BA, Chatterjee K, et al：ACC/AHA 2006 guidelines for the management of patients with valvular heart disease：a report of the American College of Cardiology/American Heart Association Task Force on Practice Guidelines (writing Committee to Revise the 1998 guidelines for the management of patients with valvular heart disease) developed in collaboration with the Society of Cardiovascular Anesthesiologists endorsed by the Society for Cardiovascular Angiography and Interventions and the Society of Thoracic Surgeons. J Am Coll Cardiol 48：e1-148, 2006 より引用)

(d) リスクファクター

原因として，リウマチ性，動脈硬化を主体とする加齢性，先天性弁異常がある．リウマチ性大動脈弁狭窄症は少なくなり，加齢性が増加している．よって，ASのリスクは糖尿病，喫煙，高血圧などの動脈硬化の危険因子と共通する部分がある．

(e) 身体所見

有名なのは収縮期雑音，心尖拍動，遅脈である．高齢者において胸骨右縁第2肋間に最強点がある頸部に放散する収縮期駆出性雑音が聴取された場合には，積極的にASを疑うべきである．ASの収縮期雑音は映画『STAR WARS』に出てくるダースベーダーの呼吸音をイメージするとよいという見解もある．また，触診で心尖拍動がある場合には左室肥大を確認すべきである．

(f) 検査所見

心エコー，または胸部CTが行われる．心エコーでは，大動脈弁の石灰化と可動性の低下が認められればASを強く疑う．大動脈弁弁口部血流速度が2.5 m/秒より大きい，または左室大動脈間平均圧較差が25mmHgより大きい，または大動脈弁口面積が1.5cm^2未満を満たせばASと判定できる（表13）．CTにおける大動脈弁尖の石灰化の程度を評価すること

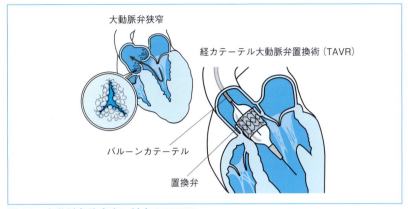

図22　大動脈弁狭窄症に対するTAVR

がASの補助診断に有用といわれている．弁開口部の状況や弁口面積を算出することも可能であり，ASの診断や重症度判断で参考所見となる．

(g) 治療

ASでは有効な内科的治療がないため，症状が出現した際は，なるべく早く大動脈弁置換術を行う必要がある．最近では，経カテーテル大動脈弁留置術 transcatheter aortic valve implantation（TAVI）や transcatheter aortic valve replacement（TAVR）が行われるようになり，手術治療のリスクが高い例で実施されている（図22）．

(h) 合併症

狭心痛出現後5年，失神出現後3年，心不全出現後2年で死亡に至るとされている（図23）．よって，胸痛（狭心痛）があるASは生命予後を意識しなくてはいけない．

③ たこつぼ型心筋症　Common

(a) 概論

突然の胸痛や息苦しさ，動悸などで発症する．ACSに類似した胸痛で，ST-T変化などの心電図変化も伴うため，必ずACSとの鑑別を要する．

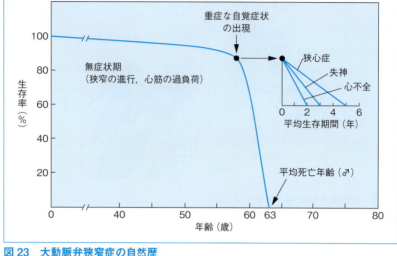

図 23　大動脈弁狭窄症の自然歴
(Ross J, Jr., Braunwald E : Aortic stenosis. Circulation 38 (1 Suppl) : 61-67, 1968 より引用)

(b) 病態

冠動脈に有意狭窄病変や冠動脈攣縮を認めない一過性の心機能障害である．心尖部を中心とした左心室壁に一過性の無収縮領域が認められる．精神的・身体的ストレスが誘因となることや，急性期のカテコラミン濃度が高値であることが多いため，カテコラミンや交感神経の活性化が病態の中心的役割を果たしているとされる．冠動脈症候群が疑われる症例の約2％が本症であるとされる．

(c) 好発年齢

65歳以上の女性に多い．閉経後の女性に多いという報告もある．

(d) リスクファクター

精神的・身体的ストレスを誘因とする．精神的ストレスとして，近親者の他界，犯罪，交通事故，震災，心配・けんかなどの感情的な興奮などが誘因となったりする．身体的ストレスとして，入院中に発症する場合には手術後や，病態の悪化，脱水，脳血管障害後などが誘因となったりする．

英語でいうところの takotsubo cardiomyopathy は，broken heart syndrome と表記されることも多く，ストレス性の要因を明確に示している．必ずしも悲しいことばかりではなく，楽しいことでも発症することが最近，報告されている．

> **1行必殺技**
> 高齢女性の強いストレス後の胸痛はたこつぼ型心筋症も考える！

> **1行必殺技**
> 実は失恋した時の胸の痛みも，たこつぼ型心筋症と同じ病態と考えられている！

(e) 身体所見

特異的な身体所見は認めない．

(f) 検査所見

広範囲の陰性 T 波を認め，QT 時間の延長を伴う場合にたこつぼ型心筋症が疑われる．V_1 誘導で ST 上昇がなく，かつ aVR 誘導で ST 低下を認める場合には，たこつぼ型心筋症である感度は 91％，特異度は 96％といわれている．たこつぼ型心筋症の 40％ は，3 誘導以上で ST 上昇を認め，20％ は 3 誘導以上で ST 低下を示すといわれている．その後に陰性 T 波が出現するが，鏡像変化と異常 Q 波を認めないのがたこつぼ型心筋症の特徴である．陰性 T 波は発症約 3 日後と約 2～3 週間後にピークを認める（図 24）．本症の診断には，冠動脈病変による ACS や急性心筋炎を除外することが必要であるが，緊急冠動脈造影検査をためらわれることもある．よって，心エコーや心臓核医学検査，MRI などの画像診断で診断することが試みられている．左室造影検査が行われると収縮期にもかかわらず心尖部がほとんど収縮していないためたこつぼのように見える（図 25）．

(g) 治療

冠動脈造影検査で異常がなく，たこつぼ型心筋症と診断されるまで，初期対応は急性心筋梗塞と同様の治療を行う．

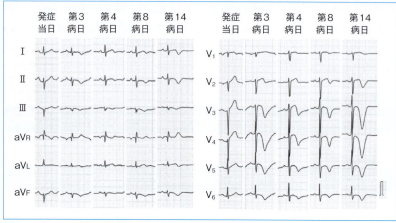

図24 たこつぼ型心筋症における心電図の経時的変化
70歳代，女性，第3病日に陰性T波の増深とQT時間の延長も認める．第14病日に再び陰性T波が深くなっている．
（赤坂和美：ACSとの鑑別 たこつぼ型心筋症．臨床検査 62：1500-1505, 2018 より転載）

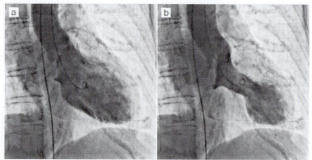

図25 たこつぼ型心筋症における左室造影写真
（赤坂和美：ACSとの鑑別 たこつぼ型心筋症．臨床検査 62：1500-1505, 2018 より転載）

(h) 合併症

たこつぼ心筋症の約1/3に左右の両心尖部の壁運動異常があり，両心不全をきたすことがある．心室内血栓がある場合には抗凝固療法を検討する．

第Ⅲ章　知っておくと役に立つ胸痛の鑑別疾患

皮膚・乳房

① 帯状疱疹　Common

(a) 概論

いわずとしれた皮膚表面にピリピリ，チクチクとした鋭い痛みを自覚する紅斑や水疱を形成する皮膚疾患である．胸部が好発部位であり，衣服と皮膚がこすれ疼痛を訴えることがある．胸の周辺にできれば，胸痛として自覚する場合もある．皮疹よりも痛みが数日前に出ることがあり（これを前駆痛と呼ぶ），肋間神経領域に前駆痛を生じると他の胸痛を呈する心肺疾患との鑑別が必要である．

(b) 病態

脊髄後根神経節に潜伏感染した水痘・帯状疱疹ウイルス（VZV）の再活性化により発症する．通常は片側性であり，Th 5〜10 の肋間神経領域に最も多い．知覚神経に沿った異常感覚が先行し焼けるような痛みと紅斑が出現する（図 26）．

(c) 好発年齢

60 歳以降に多い．

(d) リスクファクター

過去に水痘に感染したことがある患者は発症リスクがある．

(e) 身体所見

帯状疱疹に特徴的な皮疹が出ていれば診断は難しくない．皮疹が出ていないときに強い胸痛を自覚するような場合には心疾患，大血管疾患の否定とともに，数日の経過を見て皮疹の出現を確認し診断に至る場合もある．

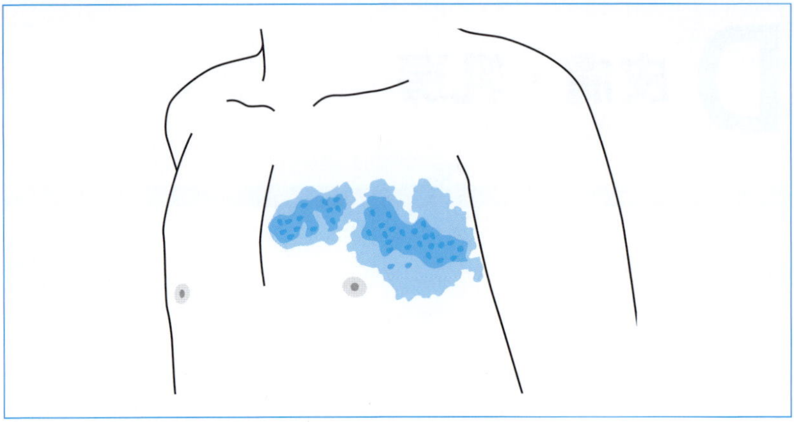

図26　帯状疱疹

胸痛を訴えながらも背部に皮疹が出現するケースもあり，背部の診察も行うべきである．

> **1行必殺技**
> 胸痛で受診しても，帯状疱疹の可能性を考えて背中も意識して診よう！

(f) 検査所見

日常臨床では，水痘・帯状疱疹ウイルスの抗体価測定などは行わない．

(g) 治療

アシクロビル（ゾビラックス®），バラシクロビル（バルトレックス®），ファムシクロビル（ファムビル®）で治療を行う．皮疹の発症後72時間以内に治療開始することが望ましい．

(h) 合併症

帯状疱疹後神経痛を合併することがある．70歳以上で，19％に合併するという報告や，急性期に適切な治療が行われると，帯状疱疹後神経痛のリスクが40〜50％減少するともいわれている．

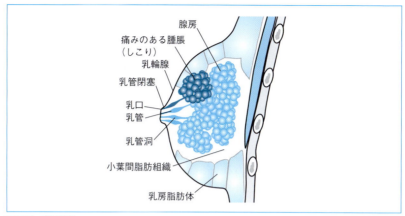

図27 乳腺炎

② 乳腺炎

(a) 概論

乳腺炎とは，乳腺に疼痛，腫脹，熱感といった炎症が起こった状態である．よって，乳腺のあたりの痛みを胸痛として訴える患者もいる．授乳していることを確認し，胸痛だが乳房の緊満感という訴えであると理解できれば，乳腺炎と考えることは難しくない（図27）．

(b) 病態

授乳期に起こる乳汁うっ滞によって炎症を起こす「うっ滞性乳腺炎」と，うっ滞性乳腺炎の状況下で細菌感染によって起こる「化膿性乳腺炎（感染性乳腺炎）」に大別される．

うっ滞性乳腺炎の原因は，授乳間隔の延長や乳汁分泌過多によって起こる，乳汁うっ滞や乳管閉塞である．化膿性乳腺炎（感染性乳腺炎）の原因は，うっ滞性乳腺炎を背景に，乳管を逆行性に細菌が感染したものである．その原因には，乳頭の表皮剝離や乳頭亀裂が関与しており，細菌感染症を引き起こす．

(c) 好発年齢
授乳中の女性に起こる．

(d) リスクファクター
授乳中であればどの時期にも起こるが，乳腺炎は授乳開始初期の3ヵ月間に多いといわれている．

(e) 身体所見
乳房に腫脹，熱感などを認める．触診にてしこりを触れる．

(f) 検査所見
特異的な検査はなく，一般的な炎症反応が認められる．化膿性乳腺炎を考える際には，乳汁培養も行う．起因菌の多くは，*Staphylococcus aureus*（MSSA，MRSA），またはコアグラーゼ陰性ブドウ球菌であるといわれている．膿瘍形成を考えるときは超音波検査を行うことを検討する．

(g) 治療
診断的治療として乳房マッサージを行う．乳汁の排出が効果的であれば，ほとんどの症例は改善する．搾乳，安静，消炎鎮痛薬の処方などを状況によって追加する．これらの治療で改善しない場合は，化膿性乳腺炎，乳腺膿瘍や，乳腺炎以外の乳腺疾患（乳がんなど）を考える．化膿性乳腺炎では，セファゾリンなどの抗菌薬で治療を行う．もちろん，培養結果を参考にして de-escalation を行う．抗菌薬投与のみで改善しない場合には膿瘍形成を考えて，切開排膿やドレナージなども検討する（図28）．

(h) 合併症
トキシックショック症候群 toxic shock syndrome（TSS）を起こすことがある．全身状態にも注意が必要である．また，乳腺炎が治療によっても改善せず，しこりなどが残存するときには，乳がんがある場合もあり，注意が必要である．

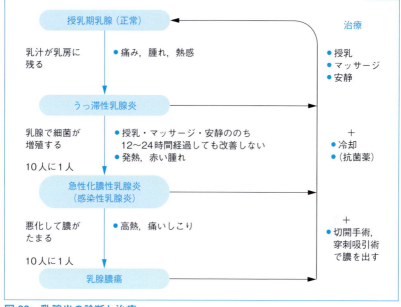

図 28　乳腺炎の診断と治療
(佐貫潤一：乳腺外科医が行なう乳腺炎の診断と治療. 助産雑誌 72(11)：847-854, 2018 より転載)

③ Mondor 病　　　　　　　　　　　Rare

(a) 概論

手を挙げた時などに胸に突っ張るような痛みを感じると訴える．患者自身がしこりや硬結の存在を自覚している場合もある．

(b) 病態

前胸部，側胸部の皮下静脈の血栓性静脈炎である．静脈炎を起こす部位は上腹壁静脈，胸腹壁静脈，外側胸静脈である（図 29）．

(c) 好発年齢

女性のほうが男性より3倍多く，30〜60歳代に最も多い．

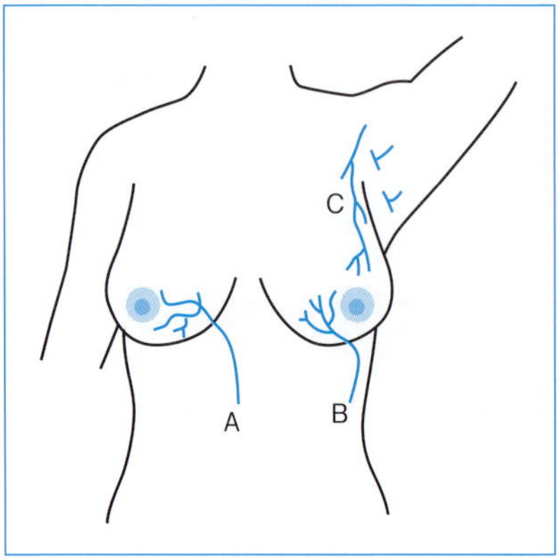

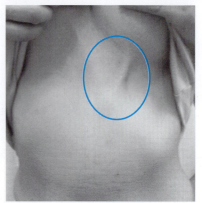

図29 Mondor病での乳房の皮下静脈
A：上腹壁静脈，B：胸腹壁静脈，C：外側胸静脈

図30 Mondor病の体表所見
部位からすると上腹壁静脈と考える．

(d) リスクファクター

乳房の外傷後や手術，生検後などに起こることが報告されている．過度の運動が誘因になる場合もある．

(e) 身体所見

乳房の下のあたりから上腹部にかけて，索状物を触れる(図30)．上肢を挙上すると索状物が肉眼視できる場合もある．発症当初は発赤し圧痛を伴う索状物を触れ，次第に堅いコード状のものとなって硬結を触れるようになる．

(f) 検査所見

エコーが簡便で有用である．痛みの部位をプローベで圧迫すると圧痛があり，疼痛部位と索状物に一致して脂肪織内にある静脈炎部位に低エコーの管腔構造を認める(図31)．

(g) 治療

痛みの部位を温めたり，患側の手の安静をすることなどで一般に数週間

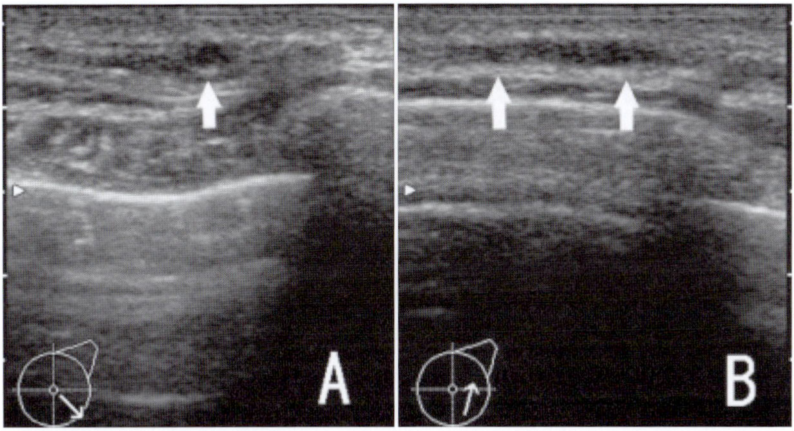

図31 Mondor病の超音波所見
A：短軸像，B：長軸像
硬結部皮膚直下に一致して低エコーを示す管腔構造を認める．
(高井良樹ほか：Mondor病41例の検討．Kitakanto Med J 59：255-258，2009 より引用)

から数ヵ月で自然消退する．症状が強いときには，NSAIDsなどを用いてもよい．ステロイドや抗血小板薬の効果は証明されていない．

(h) **合併症**

乳がんを合併していることがあるため，注意を要する．

第Ⅲ章　知っておくと役に立つ胸痛の鑑別疾患

E 肋骨・肋間

① 肋骨骨折　Common

(a) 概論
骨折であるので，外傷を機転に痛みを伴っていれば，整形外科の外来などを受診するが，咳や体動に伴って痛みを自覚するような場合には胸痛という主訴で内科外来を受診すると想像される．胸痛の自覚はあっても呼吸状態などには多くの場合は変化がない．

(b) 病態
自ずと知れた肋骨の骨折である．繰り返すゴルフやバットのスイング，高齢者では時にくしゃみや咳での骨折，労作による骨折もあり，必ずしも外傷を機転としない．

(c) 好発年齢
中高年から高齢者に多い．外傷に関してはすべての年齢で起こりうる．好発部位は第4〜9肋骨である．右側に多い印象があるという意見もある（図32）．

(d) リスクファクター
骨粗鬆症がある人では，軽い外傷でも肋骨骨折を起こしうる．また，繰り返すくしゃみや咳嗽による骨折，または，水泳，ゴルフなどのスポーツによる疲労骨折もある．

(e) 身体所見
まずは痛みの部位を肋骨に沿って触ってみて確認する．肋骨なのか肋間なのかも確実に評価する．つまり，肋軟骨ではなく肋骨の直上にピンポイ

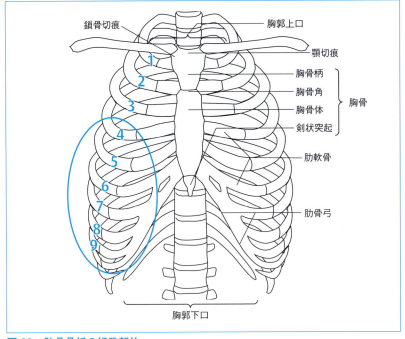

図32 肋骨骨折の好発部位

ントの激しい圧痛を確認することが重要である．症状は骨折部の痛みで，四肢の骨折に比べると腫脹は少ない．

(f) 検査所見

　通常は肋骨部の単純X線撮影が行われるが，見落としも多い．CTでの診断が最も確実である．しかし，肋骨骨折を疑った症例全例にCT撮影を行うかどうかは課題である．肋骨骨折の診断率がX線検査では23.7％であったのに対し，エコーでは80.3％であったという報告があり，近年では運動器エコーが侵襲性の面でも重用される傾向にある．POCUS（point of care ultrasound）は身体診察の延長として行ううえで，被曝を少なくすることにもつながる（図33, 34）．

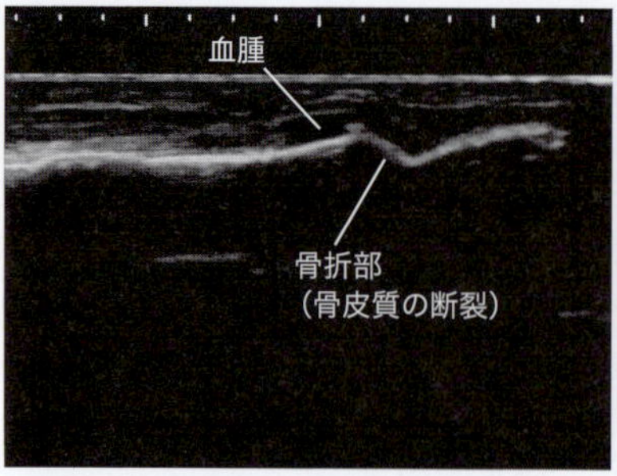

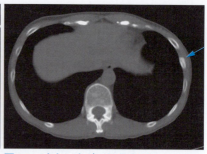

図33 肋骨骨折の超音波画像所見
骨折部に骨皮質の断裂と，周辺に血腫を認める．
(小淵岳恒：肋骨・胸骨骨折．medicina 55(12)：2053-2056, 2018 より転載)

図34 咳をしすぎて肋骨骨折になった患者のCT

(g) 治療

NSAIDs などの鎮痛薬の内服とバストバンドでの固定が基本である．痛みが強い場合には肋間神経ブロックが行われる場合もある．

(h) 合併症

肋骨が3本以上骨折している場合にはフレイルチェストや，内臓損傷の確率が上がるため，気胸や血気胸，腹部臓器損傷にも注意が必要である．

② 肋軟骨炎　　Common

(a) 概論

安静時に繰り返す鋭い胸痛で，数秒程度の短時間の痛みが特徴的である．ただし，ときに数日続く場合や，まるで胸部絞扼感を訴える場合があり注意が必要である．胸痛患者の13～36％を占めるといわれており，決して珍しい疾患ではない．

(b) 病態

通常，片側の複数の肋骨に起こる，肋骨-肋軟骨接合部または胸肋関節の原因不明の非化膿性の炎症である．

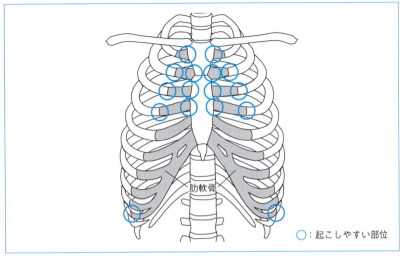

図35 肋軟骨炎を起こしやすい部位
(小林裕幸:筋骨格系由来の胸痛の診断. JIM 16(3):206-208, 2006 より転載)

(c) 好発年齢

40歳以上に多いといわれているが,小児でも成人でも起こりうる.ただし,若い女性では,女性ホルモンの影響もあり胸郭が変化する時期であり,肋骨-肋軟骨接合部に疼痛を自覚することが多い.

肋軟骨炎 costochondritis を起こしやすい部位を図35に示す.

(d) リスクファクター

咳を伴う疾患や激しい運動後に起こることが多いといわれている.

(e) 身体所見

触診で患者の訴える痛みの部位に一致する圧痛があれば診断は比較的簡単である.皮膚所見を伴わないことが肋軟骨炎の特徴である.第2,第3肋骨-肋軟骨結合部に腫脹を伴わない圧痛を認めることが多い.

疼痛部位に腫脹がある場合には肋軟骨炎よりも Tietze 症候群を考える.また,圧痛はあるが視診で病変のはっきりしない場合,肋軟骨炎を考える.

> **1行必殺技**
> 腫脹があるときはTietze症候群，ないときは肋軟骨炎！

(f) 検査所見
特別な検査はない．

(g) 治療
治療は，疼痛時に鎮痛薬を内服しても間に合わないことが多いが，回数が多い場合，患者が希望した場合はロキソニン®などの鎮痛薬を処方する．

(h) 合併症
特になし．

③ ティーツェTietze症候群　　Common

(a) 概論
特徴的には，若年女性で腫脹を伴う肋軟骨接合部の痛みを訴える．胸痛は肩から上腕に放散することもあり，深呼吸，くしゃみ，咳，労作により悪化することもある．圧痛があり，視診で病変が明らかなものはTietze症候群と考える．

(b) 病態
第2，第3肋軟骨接合部に多いといわれる．ただし，70％は1本の肋骨に起こると報告されている．原因は不明である（図36）．

(c) 好発年齢
40歳以下に多い．なかでも20〜30歳代の女性に多い．

(d) リスクファクター
運動が原因ともいわれる．

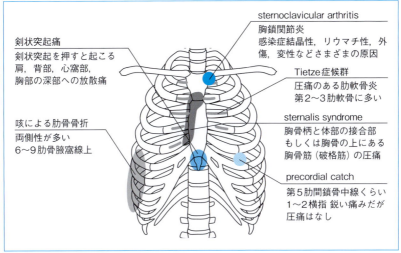

図36 筋骨格系由来の胸痛の特徴
（井村 洋ほか：何かに取りつかれているような胸の痛みで受診．ドクターズマガジン（187）：18-21，2015より引用）

(e) 身体所見

疼痛部位に腫脹・圧痛を認めるが，熱感，発赤はあまり認めない．通常は1箇所にのみ起こる．肋軟骨に紡錘状，球根状の腫脹を認める．

> **1行必殺技**
> 1箇所圧痛はTietze症候群，2箇所以上は肋軟骨炎！

(f) 検査所見

特異的な検査所見はない．

(g) 治療

NSAIDsなどで治療を行う．湿布薬を用いることもある．

(h) 合併症

特になし．自然寛解する．

TOPICS：Tietze症候群と肋軟骨炎の微妙な違い

この2つの病気，痛い場所がよく似ているけど，腫脹のあるなし，1箇所か2箇所かで違うところがおもしろい（表14）．

表14 Tietze症候群と肋軟骨炎

特徴	Tietze症候群	肋軟骨炎
頻度	まれ	わりとよくある
年齢	40歳未満	40歳以上
何箇所に起こるか	1箇所 （70%以上の患者）	1箇所以上 （90%以上の患者）
最もよく起こる肋軟骨接合部の部位	第2，3	第2～5
局所腫脹	あり	なし

（Am Fam Physician 80：617-620, 2009より引用改変）

第Ⅲ章　知っておくと役に立つ胸痛の鑑別疾患

胸骨・鎖骨関連

① sternalis syndrome（胸骨筋症候群）　Rare

(a) 概論

sternalis syndrome は英文論文では遭遇する疾患名であるが，日本ではあまり知られておらず，直訳した「胸骨筋症候群」もあまり，日本語では普及していないと思われる．

胸痛としては，胸骨全体から胸骨筋までの限局的な痛みであり，触診により少し放散することがあるといわれている（図 37 の a の部位の痛み）．

実際にはあまり，報告がないのが実状である．

(b) 病態

原因は不明である．図 37 と表 16 を見ると部位 b の胸骨の部位の痛みは 14.4％を占めるとの報告がある（図 36, 37, 表 16）．

(c) 好発年齢

よくわかっていない．

(d) リスクファクター

よくわかっていない．

(e) 身体所見

胸骨にほぼ限局した痛み．腫脹はない．

(f) 検査所見

特異的な検査はない．

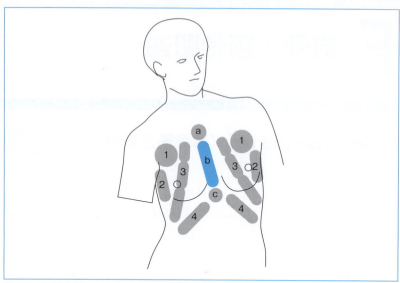

図 37　胸壁症候群における痛みの部位
（文献 62）より引用改変）

表 16　胸壁症候群 195 例の胸痛の部位

胸壁症候群の部位	右		正中		左	
胸骨上部			部位 a	2.6 %		
胸骨			部位 b	14.4 %		
剣状突起			部位 c	3.1 %		
胸筋	部位 1	3.1 %			部位 1	20.5 %
腋窩	部位 2	2.6 %			部位 2	6.2 %
肋軟骨	部位 3	6.2 %			部位 3	35.8 %
上部（2-3）		1.0 %				8.7 %
中部（4-6）		2.1 %				19.0 %
下部（7-9）		3.1 %				8.2 %
肋骨	部位 4	2.6 %			部位 4	3.1 %
計		14.5 %		20.0 %		65.5 %

（文献 62）引用改変）

(g) 治療

自然寛解する．NSAIDs などの対症療法になる．

(h) 合併症

あまり遷延しないといわれている．

② 剣状突起痛 Rare

(a) 概論

胸骨の先端部にある剣状突起部の痛みである（図36）．稀な病気で，この病気のことを知らないと「なんで痛いんだろう～」とスルーしてしまうかもしれない．実際には xiphoidalgia と xiphodynia の両方の用語があるが，Pubmed で検索すると xiphoidalgia は英語論文ではヒットしなかったため，おそらく，英文では Xiphodynia が一般的な病名だと思われる．

(b) 病態

剣状突起部の軟骨の過延長などが原因で痛みを起こすと考えられている．

(c) 好発年齢

不明．

(d) リスクファクター

重いものをもつ作業をする人やウェイトリフティングなどのスポーツ，胸骨を切開した胸部外科手術の既往がある人などがリスクである．

また，肥満もリスクファクターと考えられている．若い頃はやや内向きであった剣状突起の先端が，肥満によって外向きになるために気になることがあるようである．実は，触りすぎもこの病気のリスクといわれており，気になって触りすぎることにより，骨膜に炎症を起こすことも原因と考えられている．

> **1行必殺技**
> 毎日，重いものを持ちあげて運んだりする仕事には要注意！

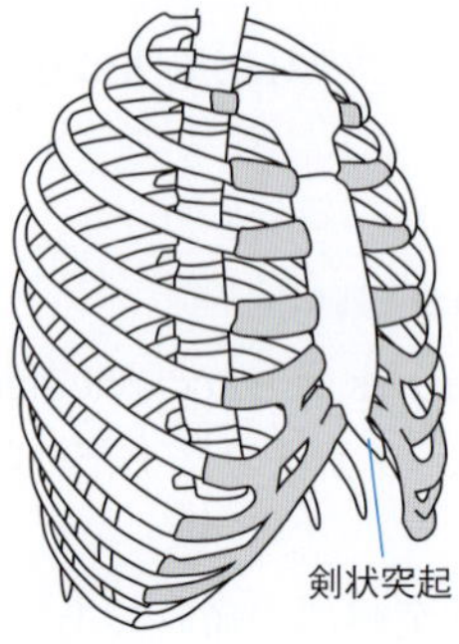

図 38　剣状突起痛
胸壁側に過延長した軟骨により剣状突起痛を起こす．

> **1 行必殺技**
> 職業を聞いて終わりにせずに，業務内容もちゃんと聞こう！

> **1 行必殺技**
> ウェイトリフティングをしている人の胸痛も要注意！

(e) 身体所見

剣状突起部の膨隆，硬結，圧痛がある．熱感や腫脹はあまりない．

(f) 検査所見

CT や MRI などで，剣状突起の先端から腹側に伸びる軟骨の延長を認める（図 38）．

(g) 治療

軽度の痛みであれば NSAIDs などでの対症療法であるが，強い痛みが持続するときには，剣状突起切除術（xiphoidectomy）を行う場合も報告されている．

(h) 合併症

特になし．

③ 胸鎖関節亜脱臼　Rare

(a) 概論

胸鎖関節亜脱臼 spontaneous sternoclavicular subluxation は胸骨と鎖骨のつなぎ目のあたりに痛みを訴える．上部胸部の痛みが特徴的である．

(b) 病態

通常，利き手側の胸鎖関節に起こることが多いといわれている．非外傷性に起こる場合は，過活動やEhlers-Danlos症候群，変形，関節炎や感染によって起こる．胸鎖関節の周辺は靱帯がしっかりしており，完全な脱臼は起こりにくく，胸鎖関節の完全脱臼は，交通事故などの衝突や墜落などの強い外力がかかった時に起こる．肩や腕が後ろ方向に引っ張られた際に，鎖骨近位端が第1肋骨を支点として前方に脱臼し前方脱臼が起こる．これに対して，前方から強い力がかかって鎖骨近位端がへこむ形で後方脱臼が起こる．多くが胸鎖関節前方脱臼になる．

(c) 好発年齢

若年～中年女性に比較的，多い．

(d) リスクファクター

重い荷物を持ち運ぶ人に多い．腕や肩で同じ動作を繰り返すことが多い人に起こる可能性がある．

(e) 身体所見

胸鎖関節に圧痛を認める．

(f) 検査所見

胸部単純X線写真での鎖骨位置に注意する．CTにて胸骨と鎖骨の間にずれを認める（図39）．

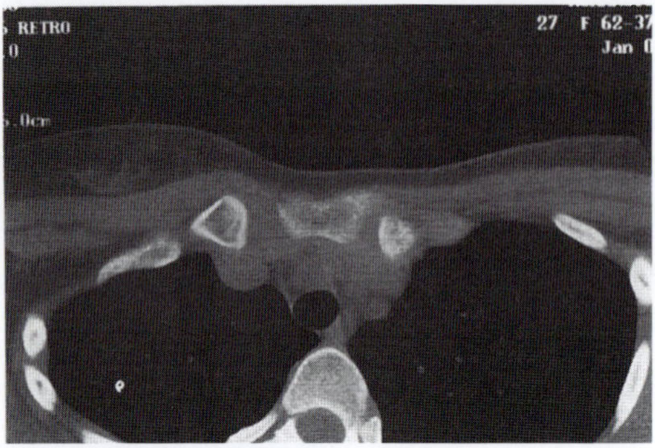

図 39 胸鎖関節前方亜脱臼
関節裂隙の拡大と鎖骨の前方への突出が認められる．
（松尾洋一郎ほか：非外傷性習慣性胸鎖関節亜脱臼の1例．中四整会誌 12（2）：385-388，2000 より引用）

(g) 治療

亜脱臼であれば保存的治療を行うが，完全脱臼であれば整復・手術の適応になる．習慣性亜脱臼となった場合も状況により手術を行う．

(h) 合併症

後方脱臼の場合，神経や血管，気管，食道に障害を及ぼす可能性がある．

> **1行必殺技**
> 鎖骨も乳房も縦郭もまぎれもなく胸であり，患者の胸痛の訴えが起きる場所と理解する！

④ SAPHO 症候群

(a) 概論

胸鎖関節炎の痛みを胸痛として訴える．SAPHO 症候群を含めた強直性脊椎炎の関節炎・腱付着部炎の特徴として，安静時に疼痛が増悪し運動により改善することである．よって，夜間に痛みで目が覚めてしまうことがある．人によっては，起床時に最も強い痛みを感じる場合がある．

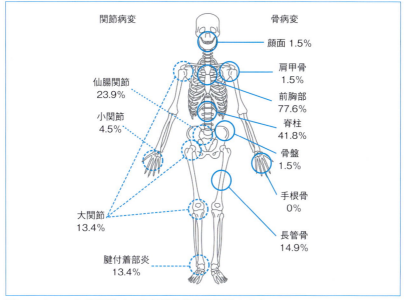

図40 SAPHO症候群での放射線学的異常所見の分布
(Okuno H, et al：Clinical features and radiological findings of 67 patients with SAPHO syndrome. Mod Rheumatol 28(4)：703-708, 2018 より引用)

(b) 病態

　SAPHO症候群は，Synovitis（滑膜炎），Acne（痤瘡），Pustulosis（膿疱症），Hyperostosis（骨化形成），Osteitis（骨炎）といった特徴的な骨関節病変と慢性皮膚病変を呈する自己炎症性疾患である．*Propionibacterium acne* などの感染により自然免疫系の過剰反応が原因と考えられている．現在では，脊椎関節炎の一病態と考えられている．

(c) 好発年齢

　10～20歳代，50歳代に多い．ヨーロッパでは若年男性に多いといわれているが，日本では女性での報告が多い．

(d) リスクファクター

　Propionibacterium acne の感染に由来すると考えられている．

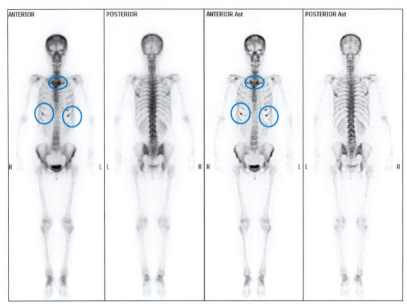

図 41　SAPHO 症候群患者の骨シンチグラフィ像
胸鎖関節付近や肋骨に集積像を認める．

(e) 身体所見

手掌・足底に掌蹠膿疱症を認める．SAPHO のすべての症状が揃わなくても診断可能である．胸鎖関節に圧痛を認める．

(f) 検査所見

血沈や CRP の亢進が認められる．主に胸部 CT において胸骨，鎖骨，第 1 肋骨付近に骨硬化像と骨透亮像を認める（図 40〜42）．HLA-B27 は多くの場合で陰性である．

(g) 治療

NSAIDs が効くことが多い．*Propionibacterium acnes* 陽性例では長期の抗菌薬投与が推奨される．最近では無効例に TNF 阻害薬をはじめとした生物学的製剤が使用されることもある．

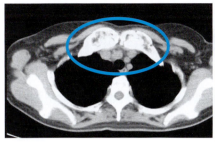
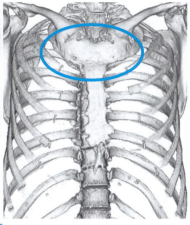

図42 胸肋鎖骨肥厚症のCTと3DCT画像
SAPHO症候群の患者で認められることがある.

(h) 合併症

　乾癬を合併することもある．骨関節病変を有する掌蹠膿疱症の患者では，耐糖能異常を示す者が多く，多核白血球異物貪食能異常，殺菌能減弱などの好中球機能低下がみられることがあるとのことで注意を要する．

> **MEMO　こんな胸痛もある！「がんの胸骨転移」**
>
>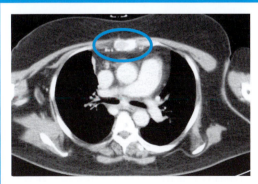
>
> 57歳女性が胸痛を訴えて受診．胸骨の真ん中が痛いという訴え．CTを撮影すると胸骨に低吸収域あり．精査により腎臓がんの転移とわかった．

第Ⅲ章　知っておくと役に立つ胸痛の鑑別疾患

G 脊椎・椎体・椎間板関連

① 頸椎症　　Common

(a) 概論
頸椎症 cervical angina に伴う激しい胸痛として知られている．胸痛のあとに四肢脱力や排尿障害が出たりなどの神経学的異常を伴うこともあり，特徴的な所見である．

(b) 病態
神経根周囲の機械的刺激に起因すると理解されている．cervical angina の責任椎間板高位は第5～6頸椎に多く，硬膜内第7神経根の前根刺激による関連痛と考えられている．下位頸椎疾患の痛みの多くは肩甲骨周辺に感じられ，背部痛を訴える場合もある．頸～胸椎の疾患での神経根圧迫による神経痛も原因となる．頸椎疾患による神経根痛では，前胸部から肩，上腕にかけての痛みを訴え，狭心症と範囲が重なることがある．胸椎の疾患では胸椎神経根の障害により肋間神経痛として胸痛が出現する（表17）．

(c) 好発年齢
中高年に頸椎症は多いが，cervical angina の好発年齢は不明である．

(d) リスクファクター
重いものを持ち歩く仕事をしている人にはリスクがある．

(e) 身体所見
頸椎の動きで誘発された場合は頸椎由来の痛みを考える．頸椎症のSpurling test（図43）や Jackson 圧迫テスト（図44）が陽性になることがある．心臓疾患の検査はいずれも陰性である．

表17 頸椎症に伴う痛みを診断するために有用な病歴と身体所見

病歴
- 頸部神経根症の既往，上肢の脱力感や感覚異常，後頭部痛，頸部痛の自覚
- 頸部の可動域または上肢の動きによって引き起こされる痛み
- 頸部の外傷歴や最近の肉体労働の病歴（庭仕事や重い荷物を持ち上げたり，引っ張ったり，押したりする作業）
- 痛みが30分以上続くか，または5秒未満である（例外はある）

身体所見
- 頸椎の運動制限およびまたは，傍脊椎の圧痛
- Spurling test 陽性
- 持続性の疾患のみで存在する可能性があるが，特定のデルマトーム，ミオトームに一致する根症状
- 頸椎における退行性変化（変性）の放射線学的所見の存在
- 心疾患が否定できる場合

（文献75）より引用改変）

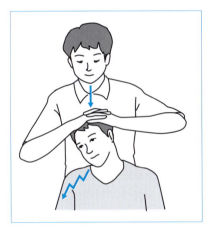

図43 Spurling test
頸部を後屈し，そのまま右や左に傾けて頭頂部を下方に圧迫する検査法．神経根の出口を狭めることで，手，腕，肩にしびれや痛みを訴えた場合を陽性となる．

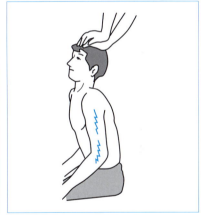

図44 Jackson 圧迫テスト
頭部をできるだけ後屈させ，さらに頭部へ圧迫を加える検査法．患側の頸，肩，腕に放散痛を訴えた場合を陽性とする．圧迫テストは脊髄症の明らかな症例では症状が増悪する可能性があるので強い圧迫は避ける．

(f) 検査所見
頸椎 MRI で頸椎症の所見を確認する．

(g) 治療
保存的治療で対応される．神経根ブロックで治療を行うことで改善するケースもある．

> **1行必殺技**
> 整形外科領域の胸痛ならばめちゃくちゃ慌てる必要なし！

(h) 合併症
四肢の脱力や排尿障害を伴う場合もある．

② 脊椎腫瘍・脊髄腫瘍　Common

(a) 概論
胸痛として自覚する上では下部頸椎や胸椎での原発性腫瘍，または転移性腫瘍により，主に胸部への放散痛や肋間神経痛として現れる．

(b) 病態
脊椎の原発腫瘍には骨肉腫，軟骨肉腫などの悪性腫瘍があるが，決して多くはなく，成人では転移性のものが多い．頸椎に発生する脊髄腫瘍には，髄内腫瘍（星状細胞腫，上衣腫，血管芽細胞腫など），髄外腫瘍（神経鞘腫，髄膜腫）などの頻度が高い．頸椎腫瘍も原発性は頻度が低く，多くは転移性であり，乳がん，肺がん，前立腺がん，甲状腺がんなどの頻度が高いといわれている．多くは背部痛を伴う．

(c) 好発年齢
中年以降に多い．

(d) リスクファクター
原発部位としては，乳腺，肺，前立腺，腎などが多い．転移が先に見つかる場合もある．

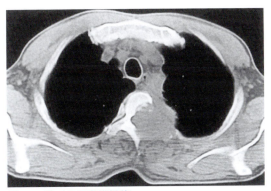

図45 肺がんの脊椎転移
59歳，男性．主訴：左胸部痛．左T3 pedicle sign陽性，CTでは左椎体後方，左椎弓根，椎弓が破壊．
(山崎隆志：整形外科疾患．診断と治療 89(6)：951-956, 2001より引用)

(e) 身体所見

特異的な所見はない．手のしびれや背部痛を伴うことがある．

(f) 検査所見

椎体後方に椎体静脈が発達しており，転移はそこから始まることが多いので，CTやX線写真では，椎弓根像の消失(pedicle sign)，椎体の後方皮質の途絶といった所見に注目すべきである．乳がんや前立腺がんの転移では骨増殖性の場合があり，必ずしも溶骨性変化ばかりではない(図45)．

(g) 治療

痛みに対してNSAIDsや麻薬，放射線治療でコントロールを行う．

(h) 合併症

進行すると脊髄を圧迫し下肢麻痺を起こす場合がある．

③ 脊椎圧迫骨折

(a) 概論

胸痛としては骨折部からの放散痛となる．

(b) 病態

胸椎は肋骨を介して胸郭と連結しており比較的安定で，胸腰移行部を除けば頸椎，腰椎より骨折，脱臼は少ない．しかし，骨粗鬆症がある場合は転倒やしりもちなどの軽微な外力で骨折を起こす．悪性腫瘍が原因で圧迫骨折を起こしている場合もあり注意を要する．

(c) 好発年齢

中年以降に多い．

(d) リスクファクター

ステロイド内服，骨粗鬆症などに伴い圧迫骨折を起こすことが多い．

(e) 身体所見

明らかな身体所見はない．

(f) 検査所見

単純 X 線写真上，圧迫骨折所見があっても新鮮骨折か陳旧性かの判断がつきにくい．また，受傷直後に圧迫骨折の所見がなくても，1〜2 週後の単純 X 線写真で椎体高が減じている所見を見つけて，圧迫骨折と判明することも少なくない．

(g) 治療

NSAIDs による疼痛コントロールと骨粗鬆症治療も行う．ベッド上安静を約 4 週間保つ．ただし，痛みの許す範囲内において腰椎ベルトやダーメンコルセットを装着して起立を許可する場合もある．

(h) 合併症

後弯や偽関節となる場合がある．

④ 頸椎ヘルニア `Common`

(a) 概論

頸椎椎間板の組織（髄核など）が後縦靱帯を破って後方や後側方に脱出

して脊髄や神経根を圧迫することで痛みなどを生じる．胸痛が起こるメカニズムとしてはおそらく，頸椎症の cervical angina と同じであると思われる．

(b) 病態
椎間板ヘルニアは高位別には C5/6 椎間，C6/7 椎間，C4/5 椎間の順に好発するとされる．脊柱管内への脱出方向から，正中ヘルニア，傍正中ヘルニア，外側ヘルニアに分けられる．症状としては，脊柱管外側に出たものでは頸部神経根症を，正中あるいは傍正中に出た場合は頸部脊髄症を呈する．頸部神経根症を起こすヘルニアは C6/7 椎間で最も多く，次いで C5/6 椎間で，脊髄症を起こすヘルニアは C5/6 椎間で最も多く，次いで C4/5 椎間の順である．

(c) 好発年齢
40〜60歳の中年男性に多い．

(d) リスクファクター
よくわかっていない．

(e) 身体所見
罹患神経根領域の筋力，深部腱反射，知覚の低下をきたし，疼痛誘発テストである Spurling sign が陽性となることが多い．

(f) 検査所見
頸椎 CT や MRI などで確認する（図 46）．

(g) 治療
神経根症は基本的には安静，鎮痛薬投与，頸部後屈禁止，牽引療法，硬膜外ブロックなどの保存療法で治癒する場合がほとんどであり，ヘルニア塊も自然吸収される例が少なくない．

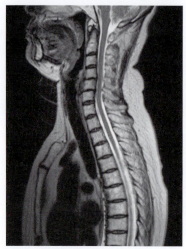

図 46　頸椎ヘルニアの MRI 像
C4/5, 5/6 椎間板 bulging を認める.

(h) 合併症

麻痺や筋萎縮などの可能性がある.

⑤ 脊椎炎　Common

(a) 概論

　脊椎に細菌や結核菌などが感染したもので，頸椎〜胸椎に病変がある場合，胸部〜背部の痛みを訴えることがある．原因不明の発熱のときなどに，鑑別疾患として含めることで見つかることもある．体を動かすときに痛みを自覚する場合に脊椎炎の可能性を考える．

(b) 病態

　多くの場合は血流感染に由来して，細菌が脊椎に播種・感染したもので，周辺臓器からの直接波及などは起こりうるものの決して多くない．臨床上，治療薬が異なることから化膿性脊椎炎と結核性脊椎炎の区別は重要である．化膿性脊椎炎は比較的高齢者に発症し，腰椎，胸椎，頸椎の順で多く，腰椎が全体の 58％，胸椎は 30％という報告がある．起炎菌としては黄色ブドウ球菌が最も多い．椎体前縁終板直下に感染巣が形成され，上

下に連続的に炎症が波及していく.

(c) 好発年齢

50歳以上に多い，高齢になるほど頻度が高くなる．

(d) リスクファクター

不明である．血流感染の面からは，抜歯歴やアトピー性皮膚炎などが背景にある可能性がある．

(e) 身体所見

脊柱叩打痛で痛みを認める場合は疑うべきである（感度86％，特異度60％と決して診断精度はそれほど高くない）．

(f) 検査所見

造影CT，MRI，ガリウムシンチグラフィ，骨シンチグラフィなどで評価を行う（図47）．MRIの診断精度が最も高い（感度96％，特異度93％）．必ず抗菌薬投与を行う前に血液培養を2〜3セット採取しておく．培養結果が陰性の場合には骨生検も考慮が必要である．

(g) 治療

培養結果が判明する前にはMRSA，MSSAを考慮に入れた抗菌薬治療を行う．血液培養や局所穿刺・生検で得られた培養検体の培養結果をもとにde-escalationを進める．抗菌薬治療は最低6週間行う．

(h) 合併症

黄色ブドウ球菌が検出されるときには感染性心内膜炎を合併している可能性を考える．傍椎体膿瘍や腸腰筋膿瘍，硬膜外膿瘍，脳膿瘍，脾膿瘍なども併発している可能性も考える．診断・治療が遅れれば，椎体・椎間板が非可逆的な変性などを起こす可能性もある．下肢の麻痺や膀胱直腸障害があれば，緊急の減圧術を整形外科と相談すべきである．

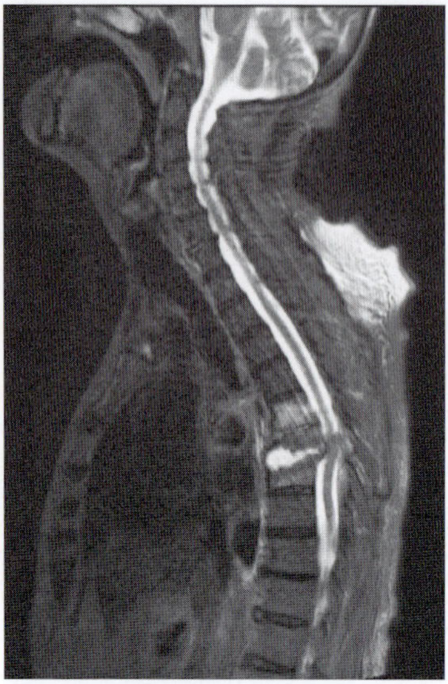

図 47　胸椎椎体炎の MRI 像
Th5, 6 の椎体の高信号, Th6/7 の椎間板の不整像を認める. Th6 レベルで脊柱管の狭小化を認め, Th6/7 椎体周囲には高信号を認める.

Small Tips

鉛中毒

原因不明の胸痛の中に鉛中毒がある. 正確には原因不明の痛みであるが, 胸痛や腹痛での報告例がある. 近年での鉛中毒患者は, 塗装工にみられ, 過去に建築された高速道路の塗装をはがした際に鉛を吸入して発症したと考えられている. 産業労働衛生に関しての知識もまた重要である.

参考文献
中村賢治, 北原照代, 垰田和史：現在も発生する塗装工の鉛中毒. 産衛誌 57(5)：241-243, 2015

第Ⅲ章　知っておくと役に立つ胸痛の鑑別疾患

H その他

① 不安神経症（心臓神経症・過換気症候群） Common

(a) 概論

　心臓に病気がないにもかかわらず，「胸が痛い，心臓が痛い」とか「息苦しい，息ができない」，「胸が圧迫されるような感じがする」などと狭心痛のような痛みを訴える．多くの場合，このままだと私は死んでしまうという不安をいっぱい訴えるため，臨床医もあせらされてしまうことがある．健常者でも，何かの拍子に胸痛を自覚することはあるが，多くの場合は一過性で，心臓に異常があるとはあまり考えないが，心臓神経症の患者は，このような胸の痛みが死につながる病気が隠れていると不安になり救急外来などにやってくる．つまり，強い不安と恐怖感を持っていることが疾患の特徴といえる．心臓の検査を行って異常はないと説明しても不安が解消されないと何度も外来を受診したりすることも多い．同時に呼吸が苦しいと感じて過換気症候群になっている場合もある．

(b) 病態

　「心臓神経症」は内科でよく使われていた印象があるが，最近はあまり，用語としても使われなくなりつつあり，パニック障害，身体表現性障害，心気障害（病気不安症），などに相当する状態である．心臓神経症単独では生命の危険はない．発作は多くの場合，短時間で必ず止まる．ただし，いつもと同じような症状のときは，心臓神経症と考えることも可能であるが，今日はいつもの症状とは違うと訴えるときには要注意である．

(c) 好発年齢

　思春期から30歳代前半と中年の女性に多い．

(d) リスクファクター

心身の疲労やストレス，死に対する不安感，個人の性格などが発症に関与している場合もある．二日酔いや風邪ひきなどで無理をしたりすることが原因となる場合もある．その点で，ちょっとしたことがきっかけになることもあるため規則正しい生活は発作予防に関連する．

(e) 身体所見

狭心症のような痛みを訴えるが，冷や汗をかいたりすることは少ない．呼吸困難を訴えるときには過換気のような状況になることもある．動悸を訴えていても，必ずしも頻脈などにはなっていない．

(f) 検査所見

心疾患の除外が診断につながる．その点では，狭心症や不整脈性疾患，弁膜症などの循環器疾患の除外を進めていく．それ以外にも頻脈の原因になる甲状腺機能亢進症などの内分泌疾患も考えて，採血や尿検査，負荷心電図，Holter 心電図，胸部 X 線検査，心エコーなどを状況に応じて行う．不安を取り除かないと改善しないため，一度の検査だけではなかなか安心できないこともあるため，次回の予約を入れて，半年後にまた，検査してみましょうという姿勢を示すことが発作防止につながる可能性がある．

(g) 治療

薬を出せば治るというような病気ではない．発作が起きてもすぐに改善することや，死に直結しないことを伝えること，検査では異常がなかったことなどを含め，患者の不安を取り除くことが治療のために最も重要である．心臓に問題がないことを説明して，患者本人を安心させること（心理教育）が重要である．よって，治療には支持的療法や認知行動療法，リラクゼーション法などの精神療法も適応になる．パニック障害・不安障害が背景にある場合には，抗不安薬，三環系抗うつ薬，選択的セロトニン再取り込み阻害薬 selective serotonin reuptake inhibitors (SSRI) が有効となる場合がある．薬物を用いることで，不安や発作を軽減できる可能性もある．もちろん，冠動脈疾患のリスクがある心臓神経症患者では，本当の狭心痛を起こす可能性もあるので，いずれにしても病気じゃないからさよう

ならと，わりとあっさりと終診などにすると患者は見放されたという気持ちとともに，不安になるため，結果，振り出しに戻ってしまうこともある．ここは医師として，気長に患者と向き合っていくしかないと思われる．診療を続けていく中で，患者が不安を減らすことができれば発作も減っていくと信じて対応することが治癒への近道のような気がする．

> **1行必殺技**
> 安心を与えると治る胸痛には，あなたの言葉とフォローの気持ちが決め手！

(h) 合併症

頻度が高かったり，間隔が短かったりすると社会生活が困難になり，重症のうつ病や，薬物依存などにつながったりするため，気をつけなくてはならない．

② パニック症（パニック障害） Common

(a) 概論

不安障害の中のひとつで，胸痛はパニック発作の診断基準の1項目に入っており，突発的に起こる胸痛で10分以内にピークに達するような場合が特徴的である．同時に過換気になっている場合もある．ただし，発作から20〜30分後には症状が落ち着いてしまうことがあるため，救急車で搬送されて病院に着いた頃には症状が治まっていることもあり，医者としては病状をつかみきれない場合もある．

(b) 病態

突然に起こる動悸や呼吸困難感，めまいなどの自律神経症状と気が狂うのではないか，死んでしまうのではないかという強い恐怖感を伴うパニック発作などを主徴とする精神疾患である．よって，パニック発作はパニック症の構成要素であり，パニック発作は**表18**に示すように13の身体的・認知的症状のうち，少なくとも4つ以上が存在することが診断に不可欠である．

初回の発作後に何度かパニック発作が頻発すると，また発作が起きるのではないかという「予期不安」が増強し，その結果，発作を恐れるために，学校や会社に行けなくなったりするなど，社会生活に支障をきたすように

表 18　パニック発作（panic attack）の症状・症候

1：動悸・心悸亢進，または脈拍数の増加
2：発汗
3：身震い，震え
4：息切れ，息苦しさ
5：窒息感（空気欠乏症状）
6：胸痛，胸部不快感
7：嘔気，腹部不快感
8：めまい，ふらつき，気が遠くなる感じ
9：現実感喪失（現実でない感じ），離人症状（自分自身から離れている）
10：コントロールを失う恐怖，気が狂うことに対する恐怖
11：死の恐怖
12：異常感覚（うずき感，感覚麻痺）
13：冷感・熱感

身体疾患を除外したうえで，以上のうち「4つ以上」が，誘因のない強い恐怖または不快の突然の高まりによって同時に起こり，10分以内にその頂点に達していれば「パニック発作」と診断する．

なる．また，予期不安が続くことで，パニック発作をひき起こしやすくなるため，結果として，悪循環が形成されるためなかなか治らない状況に陥ることがある．

(c) 好発年齢

10歳代後半から30歳代の女性に多い．

(d) リスクファクター

パニック障害の患者がいる家族のパニック障害になる危険率は，パニック障害患者のいない家族の5倍だといわれている．

(e) 身体所見

特記すべき所見はない．

(f) 検査所見

特別な検査所見はない．

(g) 治療

発作が軽い時には腹式呼吸だけでも改善することがある．また，すでに治療歴がある場合には経験的に発作に効果があった薬剤を使用してみるのもよい．ただし，初回発作や初診の患者でまだ発作が持続している場合には，呼吸抑制に注意しながら，末梢静脈ライン確保を行い，ジアゼパム5〜10mgをゆっくり静注して発作をまずは鎮める．状況が落ち着いたら，病状を確実に説明し，ロラゼパムなどの抗不安薬を発作時頓用で処方したうえで，精神科に受診することを勧める．

(h) 合併症

適切な治療が行われない場合，広場恐怖の増悪やうつ病を合併することがある．うつ病から自殺につながる可能性があり，注意が必要である．

TOPICS：救急外来で診る胸痛患者におけるパニック障害の割合

正直なところ，胸が痛いと救急外来に受診してきたけど，実際には心疾患や呼吸器疾患ではなかったという患者の中には，そこそこパニック障害を思わせる患者がいるような気がする．こういう患者が逆流性食道炎なのか，じつは，パニック障害や心臓神経症だったのか，そのときの診療だけでは，確定診断は難しい．では，はたしてどれくらいの割合でパニック障害やうつの人がいるのだろうか？

1993年の論文で少し古いデータではあるが，胸痛で救急外来に受診した229例の検討で，パニック障害は17.5％，うつ病は23.1％が受診していたと報告されている．その意味では，救急外来で勤務することが多い研修医のみなさんには，パニック障害などの疾患をよく理解しておくことが大切だと改めて認識できる．

(Yingling KW, Wulsin LR, Arnold LM, et al：Estimated prevalences of panic disorder and depression among consecutive patients seen in an emergency department with acute chest pain. J Gen Intern Med 8(5)：231-235, 1993 より引用)

③ 身体表現性障害 Rare

(a) 概論
　身体疾患を示唆するような身体症状を繰り返し訴えられるが，明らかな器質的もしくは機能的異常所見は認められず，身体症状の形成に何らかの心理社会的要因や葛藤などが関連している病態である．疼痛性障害の一部としてさまざまな心臓や呼吸に関する症状を訴える中で，胸痛を訴える場合がある．

(b) 病態
　医学的検査所見はすべて陰性であり，症状を説明できる身体の異常がないと医師が判断しても，精査をしつこく要求してくる．もしも，何かしらの身体的な異常があったとしても，患者の訴えるような症状の程度には合致しない．

(c) 好発年齢
　30歳以前に多い．

(d) リスクファクター
　知られたものはない．

(e) 身体所見
　特に異常を認めない．認めたとしても症状の程度や持続期間に見合わないレベルである．

(f) 検査所見
　明らかな異常を認めない．

(g) 治療
　薬物による治療は勧められていない．ベンゾジアゼピン系抗不安薬の使用は，例外的状況における短期的使用を除き推奨されない．治療の中心は，支持的精神療法と認知行動療法であり，病気の本体である葛藤（心理

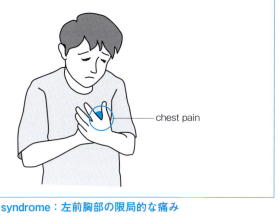

図 48　precordial catch syndrome：左前胸部の限局的な痛み

社会的問題）に対し精神科医と身体診療医の長期にわたるサポートが大切である．

(h) 合併症

なかなか改善せず，長期化する可能性が高い．

④ precordial catch syndrome　Common

(a) 概論

安静時に起こる胸痛で，患者は「胸を掴まれているような痛みを感じる」などと訴えるのが特徴的である．左前胸部の限局的な痛みで，その痛みの1点を患者が手でつかむような格好をすることから precordial catch syndrome と呼ばれている（図 48）．

(b) 病態

左前胸部に刺すような鋭い痛みが 30 秒〜3 分くらい自覚する．安静時に起こり，労作時や激しい運動時には起こらず，寝ている時や前屈みの時などに起こることがある．痛みは第 5 肋骨周囲に起こることが多く，そのあたりをつかむしぐさをする．原因は不明であるが筋骨格系の異常か，末

梢神経の異常と考えられている．深呼吸をすると増悪する（図 36）．

(c) 好発年齢
20 歳以下に多い．特に 6〜12 歳に多いといわれている．小児の胸痛の 15％を占めるという報告もある．

(d) リスクファクター
特になし．

(e) 身体所見
何も異常を認めない．圧痛もない．放散痛もない．

(f) 検査所見
心電図や胸部単純 X 線写真に異常はなく，血液検査も異常はない．

(g) 治療
自然に軽快する．

(h) 合併症
特になし．

文献

A. 消化器関連
1) 舟木　康, 飯田章人, 下郷彰礼, 他：ステロイド治療が有効であったびまん性食道痙攣症の1例. 日消誌 111：1774-1781, 2014
2) 星野真人, 小村伸朗, 柏木秀幸：食道アカラシア/びまん性食道痙攣/ナットクラッカー食道. medicina 50(5)：821-823, 2013
3) 岩切勝彦, 川見典之, 田中由理子, 他：アカラシアの診断とバルーン拡張術. 日消誌 109：710-721, 2012
4) 星野真人, 小村伸朗, 柏木秀幸：食道アカラシア/びまん性食道痙攣/ナットクラッカー食道. medicina 50(5)：821-823, 2013
5) 丸山勝也：飲みすぎと関連する症候・疾患. JIM 23(11)：960-962, 2013
6) 胃潰瘍診療ガイドライン. 胃潰瘍診療ガイドラインの適用と評価に関する研究会編：EBMに基づく胃潰瘍診療ガイドライン第2版, じほう社, 2007
7) 日本消化器病学会編：消化性潰瘍診療ガイドライン2015, 南江堂, 2015
8) 日本消化器学会：患者さんと家族のための胆石症ガイドブック, 南江堂, 2010
9) 安部井誠人, 田中直見：胆嚢結石症. medicina 42(8)：1396-1397, 2005
10) 横江正道：急性胆嚢炎の発症メカニズム. 臨床外科 74：158-160, 2019
11) 急性胆管炎・胆嚢炎診療ガイドライン2018, 医学図書出版, 2018
12) Yokoe M, Takada T, Strasberg SM, et al：New diagnostic criteria and severity assessment of acute cholecystitis in revised Tokyo guidelines. J Hepatobiliary Pancreat Sci 19：574-585, 2012
13) Yokoe M, Hata J, Takada T, et al：Tokyo Guidelines 2018：diagnostic criteria and severity grading of acute cholecystitis (with videos). J Hepatobiliary Pancreat Sci 25(1)：41-54, 2018
14) 急性膵炎診療ガイドライン2015, 金原出版, 2015
15) 宮田直輝, 朴沢重成：急性膵炎. medicina 52(10)：1785-1798, 2015
16) Yokoe M, Takada T, Mayumi T, et al：Japanese guidelines for the management of acute pancreatitis：Japanese Guidelines 2015. J Hepatobiliary Pancreat Sci 22(6)：405-432, 2015

B. 呼吸器関連
17) 西山雅則：胸膜炎. JIM 2(8)：692-693, 1992
18) 関合充晃：胸膜炎. medicina 48(11)増刊号：169-172, 2011
19) 三木　誠：重症肺炎・胸膜炎. 呼吸器ジャーナル 66(1)：127-135, 2018
20) 長坂行雄：胸痛の診察. 呼と循 64(8)：777-783, 2016
21) Metlay JP, Kapoor WN, Fine MJ：Does this patient have community-acquired pneumonia? Diagnosing pneumonia by history and physical examination. JAMA 278(17)：1440-1445, 1997
22) 沖本二郎, 大和健司, 栗原武幸：市中肺炎診断における胸部レントゲン写真撮影時期の検討. 日呼吸会誌 42(11)：941-944, 2004
23) 福山　一, 椎木創一：肺炎. Hospitalist 1(2)：249-257, 2013
24) 岩永知秋, 相澤久道：呼吸器疾患の問診のポイント―自覚症状. 呼吸と循環 54(8)：875-880, 2006
25) 草野暢子：Oncologic Emergency. 呼吸器ジャーナル 66(1)：154-161, 2018
26) 鈴木　勉：肺がん診療における緊急症. 呼と循 61(1)：62-69, 2013
27) 長坂行雄：Common Diseaseの身体所見④肺がんと肺の腫瘍性病変. 呼吸器ジャーナル 67(1)：158-163, 2019
28) 野中　誠, 門倉光隆：降下性壊死性縦隔炎：早期発見と適正な治療のために. 日集中医誌 15：41-48, 2008
29) 荒井保典：降下性壊死性縦隔炎. 臨床放射線 63(12)：1542-1545, 2018
30) 今野隼人, 南谷佳弘：急性縦隔炎. 胸部外科 68(8)増刊：671-675, 2015

C. 心臓
31) 赤石　誠：急性心膜炎. medicina 43(12)増刊号：70-73, 2006
32) 山科　章：急性心膜炎. JIM 2(8)：677-679, 1992
33) 植西憲達：急性心膜炎. medicina 48(11)増刊号：81-83, 2011
34) 津田大輔, 森　俊平, 平田健一：心膜炎の治療でコルヒチンのエビデンスが示されましたが実際に投

与したほうがよいですか？ medicina 55（3）：476-479, 2018
35) Alder Y, Charron P, Imazio M, et al：2015 ESC Guidelines for the diagnosis and management of pericardial diseases：The Task Force for the Diagnosis and Management of Pericardial Diseases of the European Society of Cardiology (ESC) Endorsed by：The European Association for Cardio-Thoracic Surgery (EACTS). Eur Heart J 36：2921-2964, 2015
36) Imazio M, Cecchi E, Demichelis B, et al：Indicators of poor prognosis of acute pericarditis. Circulation 115：2739-2744, 2007
37) 中谷　敏：大動脈弁狭窄症．内科 116（3）：401-404, 2015
38) 羽田勝征：問診・身体所見と初期検査．内科 116（3）：377-382, 2015
39) 杉原洋樹，中川雅夫：大動脈弁膜症の狭心痛．呼と循 40（12）：1191-1195, 1992
40) 鈴山寛人，中尾浩一：大動脈弁膜疾患．内科 115（6）：1065-1069, 2015
41) 服部智貴，水野　篤：収縮期雑音 聴取する領域が命！ medicina 55（9）：1328-1333, 2018
42) 赤坂和美：ACS との鑑別　たこつぼ型心筋症．臨床検査 62：1500-1505, 2018
43) 松本泰治，下川宏明：たこつぼ心筋症．臨床検査 60（11）増刊号：1339-1343, 2016
44) Templin C, Ghadri JR, Diekmann J, et al：Clinical features and outcomes of takotsubo (stress) cardiomyopathy. N Engl J Med：373（10）：929-938, 2015
45) Ghadri JR, Sarcon A, Diekmann J, et al：Happy heart syndrome：role of positive emotional stress in takotsubo syndrome. Eur Heart J 37（37）：2823-2829, 2016

D. 皮膚・乳房

46) 寺井　正：帯状疱疹．medicina 41（8）：1352-1354, 2004
47) 金　信浩，馬杉綾子，生坂政臣：軟部組織由来の胸痛の診断．JIM 16（3）：209-211, 2006
48) 前原晶子：胸痛．medicina 41（4）：629-632, 2004
49) 廣澤孝信，林　光弘，志水太郎：乳腺炎．検査と技術 46（3）増刊号：322-323, 2018
50) 佐貫潤一：乳腺外科医が行なう乳腺炎の診断と治療．助産雑誌 72（11）：847-854, 2018
51) 藤原美佐紀，川島篤志：Mondor 病．JIM 24（10）：896-897, 2014
52) 成田信義，生坂政臣，亀谷　学：胸痛と胸の索状物を訴える女性．JIM 9（2）：109, 182, 1999
53) 金　信浩，馬杉綾子，生坂政臣：軟部組織由来の胸痛の診断．JIM 16（3）：209-211, 2006
54) 高井良樹，飯野佑一，堀口　淳：Mondor 病 41 例の検討．Kitakanto Med J 59：255-258, 2009

E. 肋骨・肋間

55) 小淵岳恒：肋骨・肋骨骨折．medicina 55（12）：2053-2056, 2018
56) 小林裕幸：筋骨格系由来の胸痛の診断．JIM 16（3）：206-208, 2006
57) 山崎隆志：整形外科疾患．診断と治療 89（6）：951-956, 2001
58) 白土秀樹，小宗静男：Tietz (e) syndrome (肋骨肋軟骨関節炎)．耳喉頭頸 78（5）増刊号：273, 2006
59) 井村　洋，清田雅智：何かに取りつかれているような胸の痛みで受診．ドクターズマガジン（187）：18-21, 2015

F. 胸骨・鎖骨関連

60) Winzenberg T, Jones G, Callisaya M：Musculoskeletal chest wall pain. Aust Fam Physician 44（8）：540-544, 2015
61) Wise C：Major causes of musculoskeletal chest pain in adults. UpToDate. Waltham, MA：Wolters Kluwer Health, 2018
62) Verdon F, Burnand B, Herzig L, et al：Chest wall syndrome among primary care patients：a cohort study. BMC Fam Pract 8：51, 2007
63) Eulálio Filho WMN, Barbosa DJM, de Sousa Junior EC：Xiphodynia：a rare cause of epigastric pain. Intern Emerg Med 13（1）：127-128, 2018
64) Yapici Ugurlar O, Ugurlar M, Ozel A, et al：Xiphoid syndrome：an uncommon occupational disorder. Occup Med (Lond) 64（1）：64-66, 2014
65) Simpson JK, Hawken E：Xiphodynia：a diagnostic conundrum. Chiropr Osteopat 15：13, 2007
66) Tanaka Y, Sakata K, Waseda Y, et al：Xiphodynia mimicking acute coronary syndrome. Intern Med 54（12）：1563-1566, 2015
67) Phillips K, Schur PH：Management of isolated musculoskeletal chest pain. UpToDate. Waltham, MA：Wolters Kluwer Health, 2018
68) 松尾洋一郎，大石二郎，西川公一郎，他：非外傷性習慣性胸鎖関節亜脱臼の 1 例．中四整会誌 12

(2) : 385-388, 2000
69) 北　和也：胸痛でレア疾患のシステム 1 診断．総合診療 25 (11) : 1019-1023, 2015
70) 村田紀和：SAPHO 症候群．臨整外 51 : 29-35, 2016
71) 山本俊幸：SAPHO 症候群およびその近縁疾患．臨皮 71 (5 増) : 25-29, 2017
72) Okuno H, Watanuki M, Kuwahara Y, et al : Clinical features and radiological findings of 67 patients with SAPHO syndrome. Mod Rheumatol 28 (4) : 703-708, 2018

G. 脊椎・椎体・椎間板関連
73) 小鷹昌明：胸痛を呈する脊髄疾患：cervical angina．内科 101 (5) : 999-1001, 2008
74) 松下　睦：整形外科領域〜胸痛をきたす整形外科疾患．臨床研修プラクティス Vol 1, No. 6, 93-97, 2004
75) Sussman WI, Makovitch SA, Merchant SHI, et al : Cervical angina : An overlooked source of non-cardiac chest pain. Neurohospitalist 5 (1) : 22-27, 2015
76) 菅田　耕，黒木浩史，濱中秀昭，他：C7 神経根障害が原因と考えられた Cervical angina の 1 例．整外と災外 61 (1) : 86-88, 2012
77) 松本守雄：頸椎病変．medicina 41 (8) : 1302-1304, 2004
78) 名嘉山哲雄，井上佑一，三木幸雄：胸郭・胸椎．medicina 46 (12) 増刊号 : 232-243, 2009
79) 松本守雄：頸椎病変．medicina 41 (8) : 1302-1304, 2004
80) 内藤俊夫：胸痛患者が来たら「化膿性脊椎炎？」．日本医事新報 4633 : 38-40, 2013

H. その他
81) 樋詰貴登士，下川宏明：心臓神経症．medicina 43 (12) 増刊号 : 83-85, 2006
82) 山沖和秀：心臓神経症．medicina 48 (11) 増刊号 : 90-93, 2011
83) 吉内一浩，久保木富房：パニック障害．medicina 39 (13) : 2118-2120, 2002
84) 和田　健：パニック障害と社交不安障害．内科 114 (6) : 1231-1233, 2014
85) 朝倉健太郎：身体表現性障害と MUS．JIM 24 (10) : 910-913, 2014
86) 津久井要：身体表現性障害．medicina 44 (11) : 2114-2117, 2007
87) 磯部　潮：身体表現性障害．JIM 10 (9) : 753-756, 2009
88) 中川紘明，宮田靖志：Precordial catch syndrome. JIM 24 (10) : 902-903, 2014
89) Sert A, Aypar E, Odabas D, et al : Clinical characteristics and causes of chest pain in 380 children referred to a paediatric cardiology unit. Cardiol Young 23 (3) : 361-367, 2013
90) 井村　洋，清田雅智：何かに取りつかれているような胸の痛みで受診．ドクターズマガジン (187) : 18-21, 2015

私たちの経験
ブラジャーのワイヤーがあたるところが痛い

50歳代の女性が，左の胸の乳房の横のところ，ちょうどブラジャーのワイヤーがあたるところがピンポイントで痛いという主訴で受診されたことがある．僕は男性であるため，当然ながらブラジャーの装着体験もなく，ブラジャーのワイヤーが乳房に与える感触というものがわからなかった．痛いのであればブラジャーを買い替えるのがよいのではないかと頭で考えたり，もしくは，ワイヤーのないブラジャーをすれば解決するのではないかと考えていた．患者さんとお話すると，確かにワイヤーのないブラジャーをすると痛みはよくなるが，完全に消えるわけではないし，ブラジャーをつけていなければ，痛みはかなり楽だとも言われた．実際には，肋間神経痛のような痛みではなく，確かに触診で同部位を押さえると圧痛の所見があった．既往歴に掌蹠膿疱症があることから，SAPHO症候群なのかもと考えて，ダメもとでGaシンチを撮影したところ，なんとまさにその部位に集積像があったのである．ブラジャーのワイヤーに助けられたのか，惑わされたのか，不思議な体験をした．

第Ⅳ章

病歴からのアプローチ
～主訴「胸痛」からの病歴への展開～

　第Ⅲ章でいろいろな疾患別にみてみると，発症の仕方や，痛み方などで病気の想起や鑑別にある程度のパターンのようなあるものに気づかれた方もいると思う．これがまさに「敵を知る」ことであって，その可能性を考えての対策や対応方法が見えてくる．

　ここでは，病歴からのアプローチとして，胸痛の発症時間や経過，痛みの部位や性状，増悪寛解因子などについて述べていく．ただし，5 killer chest pain と考えられる患者を目の前にしているときには，じっくりと時間をかけて病歴聴取をする時間の余裕はない．10 分後には死亡する可能性もある．よって，まずは，5 killer chest pain を頭に浮かべて，どうやら，急性冠症候群（ACS）や大動脈解離，緊張性気胸ではないな，と判断できていることが重要である．もちろん，診断されたら即座に，治療に向けてどんどん対応を進めていかねばならない．もしも，そうした疾患でなかった場合には，じっくりと患者と向き合うことになる．状況に応じて，病歴聴取の仕方，内容が異なることを学んでほしい．

A 発症時間・経過

B 胸痛の部位・放散痛

C 痛みの性状

D 痛みの強さ

E 随伴症状

F 増悪因子

G 寛解因子

H 危険因子

I 既往歴・治療歴

第Ⅳ章　病歴からのアプローチ〜主訴「胸痛」からの病歴への展開〜

 発症時間・経過

病歴で聴くこと

- □ 1. **いつから**胸が痛くなったのですか？
- □ 2. 今回の胸痛は**突然**に始まったのですか？
- □ 3. **何をしているとき**に胸が痛くなったのですか？
- □ 4. どれくらいの**時間**続いているのですか？
- □ 5. 痛みは何分かすると**良く**なりますか？　良くならずに持続しますか？
- □ 6. 痛みの**回数**はどんどん増えていますか？

　胸痛の患者では，発症時刻を必ず聞こう．

　急性冠症候群（ACS）では，痛みが時間とともに強くなり，筋骨格系の胸痛の場合には，発症時刻があいまいである．

　突然に始まった胸痛は，いわゆるsudden onsetの病態から考えて，「詰まる，破れる，捻じれる」といったイベントが起こっていると考えるべきである．

　5 killer chest painはまさにこの状態である．

　労作時に胸痛が起こるのか，安静時に胸痛が起こるのかの確認も大切である．

　SAPHO症候群は安静時の方がむしろ痛い．

　嘔吐の後から胸痛が発症したのであれば，特発性食道破裂を考える．

　Mondor病のように，上肢を挙上した時に胸痛を自覚するといった特徴的な場合もある．

　胸痛の持続時間が一番，鑑別の進むポイントのように思う．心，血管に起因する胸痛は，狭心痛のように分単位で推移することが多い．呼吸器に起因する胸痛は時間単位，日単位で推移する．

数秒程度の痛みの場合には，おそらく良性のもので，多くは筋骨格系の異常である．肋間神経痛や心臓神経症などをメインに考える．

　狭心症は通常，4〜5分，長くても10分くらいで治まる．20分以上続く場合には，ACS，大動脈解離，肺塞栓症などを考える．

　分単位で変化する胸痛では，バイタルサインを確認したら，あまり身体所見に時間をかけず，直ちに心電図や血液検査などを行って診断を急ぐべきである．

　肺塞栓（肺梗塞）の胸痛は突然始まっても狭心痛のように分単位では変化しない．

　痛みが1時間以上続いているような場合は，気胸を考える．

　徐々に胸痛の回数が増えてきているというのも，ACSや，大動脈解離などの可能性がある．狭心症のような胸痛を短期間に繰り返しているときには不安定狭心症を疑う．

　一日中，胸痛が持続する場合も，多くは良性疾患である．

　「数週間前からときどき上胸部が痛い」「何年も前から胸が痛い」などの訴えでは，筋骨格系に起因する胸痛や心因性疾患に多い．進行性の場合には悪性腫瘍なども考える．

　precordial catch syndromeでは，鋭い痛みが局限的に瞬時に始まり，30秒〜3分の持続の後，突然，消失する

> **1行必殺技**
> 突然発症＝詰まる，捻じれる，破れる，裂ける！

> **1行必殺技**
> Slow onset, Gradually onset, Sudden onsetを意識しよう！

> **1行必殺技**
> 決まって痛くなる時（タイミング・時間帯）があるかどうかを聞き出そう！

第Ⅳ章　病歴からのアプローチ〜主訴「胸痛」からの病歴への展開〜

B　胸痛の部位・放散痛

病歴で聴くこと

- [ ] 1. どこが痛いですか？
- [ ] 2. 痛みの場所を指でさせますか？
- [ ] 3. 痛みの範囲はどれくらいですか？（ピンポイント？　手のひらサイズ？　もっと広い？）
- [ ] 4. 痛みは移動しますか？
- [ ] 5. 痛みはどこかに広がっていく感じがしますか？

　いわゆる左前胸部がACSを示唆する場所であるが，必ずしも左でなくても胸骨の裏側のあたりが痛いという訴えの場合もACSを考える．

　胸全体〜背部も痛いという場合には大動脈解離を考える．解離の進行に伴い，腰部に痛みが広がる場合もある．痛みの部位はStanford A型では前胸部，B型では胸背部から腹部にかけてが多い．

　気胸では患側の肩，側胸部，肩甲骨に痛みを認める．

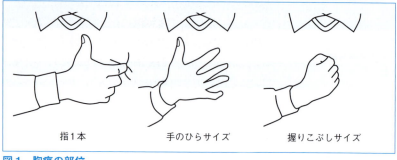

図1　胸痛の部位

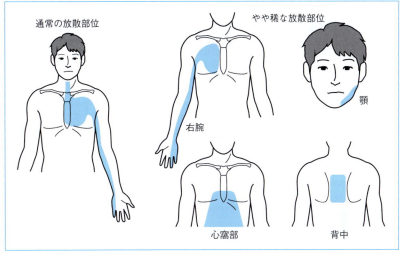

図2　ACSの放散痛の部位

　右季肋部に近い痛みのときには，急性胆嚢炎を考える．
　胸鎖関節や胸肋関節，肋骨-肋軟骨接合部付近の痛みは正確に場所を確認する．
　痛みの場所が指先で示せるようなピンポイントの痛みの場合は，肋間神経痛，胸壁や胸膜の異常，心因性を考える．範囲が狭い（3cm以内）場合は，冠動脈疾患は否定的といわれている．片側で肋骨に沿ったような痛みの場合には肋間神経痛や帯状疱疹を考える．
　手のこぶし大，手のひら大の痛みのときには冠動脈疾患を考える（Levine sign）．
　冠動脈疾患では，前胸部痛と同時に左肩や頸部・上肢・喉～下顎部に痛みが放散する．
　急性胆嚢炎では，右肩に関連痛が生じる．

> **1行必殺技**
> 指1本で示せるピンポイントの胸痛はおそらく心臓大血管の病変ではない！

表1 胸痛の性質と鑑別

痛みの部位と性状	考えられる疾患（すぐ行う検査）
咳嗽や深呼吸で誘発される胸痛（ほとんどが片側性）	
・発熱，咳嗽を伴う	肺炎，胸膜炎（聴打診，胸部X線写真，血液検査：CRP，白血球）
・突然始まり息切れも出てくる	気胸（胸部X線写真）
・息切れ，血痰はあるが発熱なし	肺塞栓（胸部X線写真，心電図，胸部造影CT）
・激しい咳嗽後，体動でも痛む	肋骨損傷，肋骨軟骨炎（触診，胸部X線写真で異常がない）
前胸部の突然始まる胸痛（呼吸では増強しない）	
・数分で改善，繰り返しもある	狭心症（心電図）
・強い痛みで冷や汗もあり	心筋梗塞（心電図，血液検査：CK，トロポニンなど）
	解離性大動脈瘤（胸部X線写真，造影CT）
上胸部の胸痛（体動で誘発されることもある）	
・激しい咳嗽が続いた後	斜角筋痛，胸肋軟骨炎（圧痛の確認，胸部X線写真で異常なし）
・明らかな誘因がなくときどき痛む	胸肋軟骨炎，胸骨柄と胸骨体の関節痛（圧痛の確認，胸部X線写真で異常なし）
・持続痛（数日以上）	がん骨転移，がんによる上腕神経叢への浸潤（胸部X線写真，胸部CT）
下胸部の胸痛	
・激しい咳嗽が続いた後	胸肋軟骨炎（圧痛の確認，胸部X線写真で異常なし）
・呼吸と関係なくときどき痛む	肝屈曲，脾屈曲部の腸ガスによる痛み
チクチク，ピリピリと表現される胸痛	
・右のことも左のこともあり，一瞬の痛み	器質的疾患はない（圧痛の確認，胸部X線写真で異常なし）
・片側性で，持続痛，肋間神経の走行に一致	帯状疱疹（皮疹の確認，抗ウイルス薬の投与も）

（長坂行雄：胸痛の診察．呼吸と循環 64(8)：777-783，2016 より転載）

第Ⅳ章　病歴からのアプローチ～主訴「胸痛」からの病歴への展開～

C 痛みの性状

> **病歴で聴くこと**
> ☐ 1. どんな痛みですか？
> ☐ 2. 胸が絞めつけられるような痛みですか？
> ☐ 3. 胸が圧迫されるような痛みですか？
> ☐ 4. 胸が引き裂かれるような痛みですか？
> ☐ 5. 何かに刺されるような痛みですか？
> ☐ 6. 胸が焼けるような痛みですか？
> ☐ 7. 胸に何かがこみ上げるような感じですか？
> ☐ 8. 胸に何かが残っているような感じですか？
> ☐ 9. 痛みはピリピリとした感じですか？
> ☐ 10. 痛みの部位を触ったり，押したりすると痛いですか？

　胸痛発作の表現は患者によってさまざまであるので，医師としての解釈も重要である（地方独特の表現や方言などもあるので，的確に解釈できない場合もあり注意が必要である）．

　胸部絞扼感，胸部圧迫感は冠動脈疾患で有名である．象の足が胸の上に乗っかっているような痛み，と表現される場合がある．重い圧迫感や，締めつけられる痛みがことばに表現される．

　胸が引き裂かれるような痛みは言わずと知れた大動脈解離である．

　肺塞栓症では，40～48％の患者で胸膜痛を訴える．狭心症のような痛みを訴える場合もある．

　これに対して，逆流性食道炎はさまざまな痛み方で訴える．単純に胸やけと表現する人は少なく，胸に何かがある感じがずっとしている，とか，何かがこみ上げるような嫌な感じがするなどの胸痛までもいかずとも不快

感を訴える．

ピリピリとした痛みは帯状疱疹である．水疱ができる前から痛くなる．

チクチクとした痛みや，一瞬のギュッとした痛みは心臓神経症や期外収縮などを考える．

痛みの場所に圧痛がある場合は，筋骨格系の胸痛や神経痛を考える．

> **1行必殺技**
> 狭心痛か胸膜痛か関節炎・関節痛か，どれでもないか，自分の中で考える癖をつけよう！

表2 胸痛の分類

痛み方	主な疾患名	特徴
胸膜痛	胸膜炎 肺炎（特に肺炎球菌性肺炎） 気胸 肺塞栓症	・胸膜痛は胸膜の炎症が壁側の神経線維を介して生じる痛みであり，鋭い痛みが限局し，通常は片側，くしゃみ，咳嗽，深吸気で胸膜が伸展するときに増悪するのが特徴である ・胸膜痛の原因は，胸膜に炎症が波及した肺炎，胸膜炎，気胸，肺血栓である ・急性肺炎のなかでも肺炎球菌性肺炎は頻度が高く，胸膜に炎症が波及しやすい ・がん性胸膜炎では胸痛を訴えない例が多く，結核性胸膜炎でも30％程度は，胸痛を伴わない ・肺血栓塞栓症も胸膜痛の原因になるが，急性の肺血栓で小さな血栓が末梢に詰まって肺梗塞になり，胸膜の虚血による胸痛が起こる
狭心痛	冠動脈疾患 大動脈弁狭窄症	・急に始まる胸痛で呼吸に関係しない胸痛である ・肩や顎への放散痛がある ・激しい疼痛で冷や汗を伴えば心筋梗塞や解離性大動脈瘤の可能性が高くなる
肋骨・肋間・筋肉の痛み	肋間神経痛 肋軟骨炎 Tietze症候群 肋骨骨折 帯状疱疹	・主に深呼吸時に痛みが強くなる ・肋骨や胸肋関節，筋肉などの運動器による胸郭の痛みである ・原因の多くは，肋骨損傷や胸肋関節や胸骨柄と体部の関節炎である ・帯状疱疹では，ピリピリとした痛みが特徴的である ・脊椎の障害では胸椎神経根の障害により肋間神経痛として胸痛が出現する
前胸部のちょっとした痛み	precordial catch syndrome	・前胸部がときどきチクチク痛むといった訴えである ・このような痛みは器質性疾患がほぼないといってもよい

第Ⅳ章　病歴からのアプローチ～主訴「胸痛」からの病歴への展開～

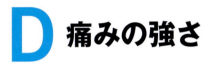
D 痛みの強さ

> **病歴で聴くこと**
> - 1. 痛みの**ピークはいつ**だったか？
> - 2. 一番痛い時を 10 とすると**今の痛みはいくつ**くらいか？（VAS：Visual Analogue Scale）

　救急外来や一般外来に受診した時にはすでに痛みが改善したり消失したりしていることもあるので，今現在の評価も含めて，必ず聞く病歴である（図3）．

　パニック症（パニック障害）では，来院時には症状は治まっていることも多い．

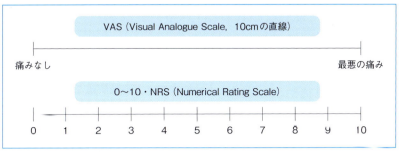

図3　主なペインスケール

第Ⅳ章 病歴からのアプローチ～主訴「胸痛」からの病歴への展開～

E 随伴症状

病歴で聴くこと

- ☐ 1. 冷や汗がありますか？
- ☐ 2. 呼吸が苦しい感じがありますか？
- ☐ 3. 気分が悪いですか？
- ☐ 4. 吐き気がありますか？
- ☐ 5. 背中が痛みますか？
- ☐ 6. 肩や顎のあたりが痛みますか？
- ☐ 7. 熱がありますか？
- ☐ 8. 咳や痰が出ますか？
- ☐ 9. 腹痛や腰痛がありますか？
- ☐ 10. 気が遠くなるような感じがしますか？
- ☐ 11. めまいや失神などを感じますか？
- ☐ 12. 死んでしまうのではないかという不安を感じますか？

　冷や汗は，重篤感を最もよく表す随伴症状である．
　気分不快や吐き気，失神なども心筋梗塞や，大動脈解離などでも認められる．
　呼吸困難は気胸や肺塞栓で顕著である．
　咳や痰は肺炎や胸膜炎で認められる．
　めまいや失神などを感じるときには大動脈弁狭窄症を考える．
　悪心・嘔吐，腹痛は胃潰瘍，十二指腸潰瘍，胆石発作，急性胆嚢炎，急性膵炎などで随伴する．
　発熱があるときは肺炎，胸膜炎，心膜炎を考える．肺塞栓時も発熱があることが多い．

不安神経症ではこのままだと私は死んでしまうという不安を訴えることが多い．

> **1行必殺技**
> 冷や汗，脂汗，寒いなどの訴えは胸痛の患者では危険信号！

第Ⅳ章　病歴からのアプローチ〜主訴「胸痛」からの病歴への展開〜

F 増悪因子

病歴で聴くこと

- [ ] 1. **運動時（労作時）**に胸が痛くなりますか？
- [ ] 2. **深呼吸**をすると痛くなりますか？
- [ ] 3. **咳をする**と胸が痛くなりますか？
- [ ] 4. **横になる**と胸が痛くなりますか？
- [ ] 5. **手をあげたりする**と胸が痛くなりますか？
- [ ] 6. **ストレス**がかかったときに胸が痛くなりますか？
- [ ] 7. **空腹時**に胸が痛くなりますか？
- [ ] 8. **夜間，寝ているとき**などに胸が痛くなりますか？

　運動時に胸痛が悪化するのは，狭心症の特徴である．
　冬の時期の寒冷刺激やストレスが加わって悪化するのであれば，冠攣縮性狭心症の疑いになる．
　深呼吸による胸痛の悪化は，胸膜炎・心膜炎などの漿膜炎，気胸，precordial catch syndrome または稀に大動脈解離などで起こる．
　同じような動きを繰り返すうちに痛みがひどくなるものとしては，剣状突起痛などがある．
　上肢の挙上による胸の痛みは Mondor 病に特徴的である．
　胃潰瘍，十二指腸潰瘍は空腹時に悪化する．
　急性胆嚢炎，胆石症，急性膵炎などは食後に悪化する．
　逆流性食道炎は臥位で増悪したり，夜間就寝中に増悪したりする．

第Ⅳ章 病歴からのアプローチ～主訴「胸痛」からの病歴への展開～

G 寛解因子

病歴で聴くこと

- [ ] 1. 安静になる（動きを止めると）と楽になりますか？
- [ ] 2. 横になると楽になりますか？
- [ ] 3. ニトログリセリンを使用すると楽になりますか？

　安静になると楽になるのは，狭心症の可能性がある．
　座位や前かがみで改善するときは急性心膜炎，急性膵炎の可能性がある．
　ニトログリセリンで改善するときも狭心症，特に異型狭心症の可能性がある．
　ニトログリセリンの舌下錠使用時，典型的な狭心症であれば1～3分で劇的に改善する．しかし，10分以上経ってから楽になるような場合は，ニトログリセリンの効果とは考えにくい．
　precordial catch syndrome は3分くらいで自然に改善する．

第Ⅳ章　病歴からのアプローチ〜主訴「胸痛」からの病歴への展開〜

H 危険因子

病歴で聴くこと

- [ ] 1. **高血圧，糖尿病，脂質異常症**はありますか？
- [ ] 2. **喫煙**しますか？（1日何本？　何年吸っていますか？）
- [ ] 3. **お酒**は飲みますか？
- [ ] 4. **体重**は何kgですか？
- [ ] 5. 普段から**運動**していますか？
- [ ] 6. **寝たきり**などの状態ではありませんか？
- [ ] 7. **妊娠**はしていませんか？
- [ ] 8. **ピル**は内服していませんか？
- [ ] 9. **骨盤の手術歴**はありませんか？
- [ ] 10. **悪性腫瘍**はありませんか？
- [ ] 11. **血液透析**はしていませんか？
- [ ] 12. **脾臓摘出術**などは受けていませんか？
- [ ] 13. **咳を激しくした**覚えはありますか？

　ACSの危険因子は，年齢（男性55歳，女性65歳以上），糖尿病，高血圧，脂質異常症，喫煙，肥満，心疾患の家族歴，血液透析などである．

　肺塞栓（深部静脈血栓症）の危険因子は長期臥床，悪性腫瘍，骨盤手術，喫煙，肥満，妊娠，ピル内服，抗リン脂質抗体症候群などである．特に喫煙歴は，肺塞栓，大動脈解離，気胸のリスクファクターでもある．

　悪性腫瘍は，脊椎への転移，胸膜への転移，肋骨・胸骨への転移などが胸痛につながる．

　脾臓摘出後の患者では，肺炎球菌の感染リスクが高い．

　肺炎や気管支炎によって，激しく咳をしたあとに肋骨骨折を起こしていることがある．

第Ⅳ章　病歴からのアプローチ～主訴「胸痛」からの病歴への展開～

既往歴・治療歴

> **病歴で聴くこと**
> - 1. 心臓，大血管の手術を受けたことはありませんか？
> - 2. 脊椎の手術を受けたことはありませんか？
> - 3. 高血圧，糖尿病，脂質異常症はありますか？
> - 4. Marfan症候群やEhlers-Danlos症候群の既往はありませんか？
> - 5. 骨粗鬆症の既往はありませんか？
> - 6. 外傷歴はありませんか？

　いままでに心臓の病気でかかっているクリニックがあるかどうかを確認し，もしもあれば，内服薬を確認する．
　今回の胸痛が以前と同じような痛みなのか，今回は全然違う痛みなのかを確認する．
　Marfan症候群では大動脈解離の合併の可能性を考慮し，Ehlers-Danlos症候群では大動脈解離，胸鎖関節亜脱臼の可能性を考える．
　整形外科疾患の診断としてはまず外傷歴の問診が重要である．
　スポーツ（ウェイトリフティング，ゴルフ，水泳）や仕事で繰り返す運動による骨折（疲労骨折，肋骨骨折）や剣状突起痛がある．
　骨粗鬆症がある場合は転倒やしりもちなどの軽微な外力で胸椎などに圧迫骨折を起こす．
　高齢者では骨粗鬆症のため非外傷性（咳など）であっても骨折を起こすことがあるので注意する．

> **1行必殺技**
> 胸痛の患者であるからこそカルテ記載は5W1Hを確実に！

文献

1) 野村章洋, 川尻剛照, 山岸正和：胸痛を訴える患者の診かた. medicina 51(9)：1602-1606, 2014
2) 前原晶子：胸痛. medicina 41(4)：629-632, 2004
3) 佐藤 徹：病歴聴取と身体所見 気をつけることと鑑別診断. medicina 42(13)：2099-2103, 2005
4) 本田 喬：胸痛. medicina 45(4)：584-587, 2008
5) 山崎隆志：整形外科疾患. 診断と治療 89(6)：951-956, 2001
6) 長坂行雄：胸痛の診察. 呼と循 64(8)：777-783, 2016
7) 三田村秀雄, 長谷川 祐：プライマリ・ケアにおける胸痛の見分け方, 診断の進め方. JIM 16(3)：194-200, 2006

第 V 章

身体所見からのアプローチ

全身状態を把握する際に,すでに視診は始まっている.
苦悶様表情,冷や汗が多いなどは重篤なサインである.
客観的には冷や汗をかいているかどうかが重症度と緊急性をある程度反映している.まさしく,鉄板である.もちろん,バイタルサインを見る前から具合が悪そう,重症感満載,こっちの方が冷や汗が出そうとなったら,なおさらのことである.
そして,次になんといってもバイタルサインを確認しよう.
これは,胸痛診療の1丁目1番地である.
ただし,虚血性心疾患に関しては問診や身体所見だけでは診断が困難なことが多く,後述の心電図や血液検査を併用して診断精度を上げることが大切である.

A 胸痛の鑑別に有用な診察所見

第Ⅴ章 身体所見からのアプローチ

A 胸痛の鑑別に有用な診察所見

① 頸部の診察

> **CHECK 頸部！**
> ☐ 頸動脈
> ☐ 頸静脈
> ☐ 甲状腺

　頸動脈をみることで，大動脈弁疾患の合併を評価し，血管雑音の有無を必ず確認する．
　頸動脈の血管雑音の有無は全身的な動脈硬化が強いことを示す．
　頸静脈怒張の有無を確認する．
　hepato-jugular reflux（肝頸静脈逆流）の有無を確認する．
　甲状腺を触診して甲状腺腫がないか確認する．

② 胸部・胸郭の視診・触診（表1）

> **CHECK 胸部！**
> ☐ 心尖拍動
> ☐ 皮膚の握雪感
> ☐ 帯状疱疹
> ☐ 胸鎖関節・胸肋関節
> ☐ 肋骨・肋軟骨・肋間神経
> ☐ 剣状突起

　前壁中隔梗塞では仰臥位で異所性拍動（心尖拍動と別の部位の拍動）を

表1　身体診察で鑑別する筋骨格系由来の胸痛の原因

圧痛があり視診で病変が明らかなもの	
・**帯状疱疹** ・乳腺腫瘍，乳腺炎 ・視診で明らかな肋骨の腫瘍または炎症	・Tietze 症候群 ・Mondor 病

圧痛はあるが視診で病変のはっきりしないもの	
・**肋軟骨炎** ・**皮膚病変出現前の帯状疱疹** ・肋骨骨折 ・剣状突起の痛み	・**筋肉痛** ・乳腺症などの乳腺疾患 ・線維筋痛症

圧痛はないが体位変換により痛みを再現できるもの	
・頸椎疾患（神経根痛） ・胸椎疾患	・胸筋損傷 ・胸鎖関節症

太字は頻度の高いもの．
（小林裕幸：筋骨格系由来の胸痛の診断．JIM 16（3）：206-208，2006 より引用）

認めることがある．
　急性肺塞栓症では右室拍動を胸骨左縁に認めることがある．
　胸部の皮膚での握雪感の有無を確認する．
　帯状疱疹の皮疹がないか確認する．
　胸鎖関節，胸肋関節付近に腫脹，熱感，圧痛がないか確認する．
　発赤と腫脹があれば Tietze 症候群である（70％は1箇所のみ）．
　圧痛はあっても発赤と腫脹がなければ，肋軟骨炎である（90％以上で2箇所以上にある）．
　無痛性の胸壁索状物を触れる場合には，Mondor 病を考える．
　剣状突起の先端のあたりの痛みがあるかないか確認する．

1 行必殺技
まずは痛いところを医師が触ってみることも大事！

1 行必殺技
触診して圧痛があるかないかでずいぶん，矛先が変わる！

> **1行必殺技**
> 胸にもたくさんの関節があることを意識する！

③ 心音の聴取

CHECK 心音！
- [ ] Ⅲ音
- [ ] Ⅳ音
- [ ] 心雑音
- [ ] 心膜摩擦音

　Ⅲ音・Ⅳ音の有無を確認する．
　心不全ではⅢ音を聴取することがある．
　新たに出現した強いⅣ音は虚血所見を示唆する．
　心雑音の有無を確認する．
　心膜摩擦音の聴取は心膜炎を考える．

④ 呼吸音の聴取

CHECK 呼吸音！
- [ ] 左右差
- [ ] wheeze
- [ ] crackle
- [ ] 湿性ラ音

　呼吸音の左右差を確認する．
　片肺の呼吸音減弱は気胸を疑わせるが，気胸は意外に聴診ではわかりにくい．50％の虚脱率で，肺音は20％減弱するだけなので，聴き逃すことも多い．
　診察時に大きく息を吸わせて，息を吸うと右か左，どちらの胸が痛いか

を確認する．
　wheeze や crackle の有無を確認する．
　湿性ラ音を聴取したときは，左心不全や肺水腫を考える．

> **1 行必殺技**
> 呼吸音をちゃんと聞くには静かな環境で確実に！

⑤ 腹部の診察

CHECK 腹部！
- ☐ 拍動性腫瘤
- ☐ Murphy 徴候
- ☐ 腹部血管雑音

　拍動性腫瘤の有無を確認する．
　Murphy 徴候を確認する．
　腹部血管雑音の有無を確認する．

⑥ 四肢の診察

CHECK 四肢！
- ☐ 大腿動脈
- ☐ 足背動脈
- ☐ 浮腫

　大腿・足背動脈の触知をして，左右差の有無や腫脹・疼痛の有無を確認する．
　急性大動脈解離では四肢の動脈，頸動脈などいずれかの表在動脈の拍動が消失することがある．
　下腿浮腫の有無を確認する．
　右心不全を合併すると下腿浮腫を認める．

下腿浮腫は，心疾患では pitting edema となるため，指で約 5 秒間脛骨上を圧迫し，解除後もしばらく持続する．

⑦ その他の所見

> **CHECK！その他**
> - 眼瞼結膜
> - SpO$_2$
> - 痛いときの姿勢

眼瞼結膜の視診による貧血．

説明のつかない重症感と低酸素血症を認める患者では肺塞栓症を疑う．

しかし，心臓神経症や過換気症候群（パニック発作）でも，生命の危険が迫っているかのような症状を呈することがあるが，パルスオキシメーターで SpO$_2$ の低下がなく，血圧も正常で，体を動かす動作が正常である．訴える程度と実際に存在する症状に差があることで鑑別できる場合がある．

整形外科疾患と内臓疾患を区別するには，痛みと姿勢，体動との関係を知ることが重要で，整形外科疾患では痛みは姿勢により変化し，体動により増強する．すなわち内臓疾患では患者は痛みをこらえるために転げまわるが，整形外科疾患ではじっとまるくなって安静を保つ．

文献

1) 野村章洋，川尻剛照，山岸正和：胸痛を訴える患者の診かた．medicina 51 (9)：1602-1606, 2014
2) 長坂行雄：胸痛の診察．呼と循 64 (8)：777-783, 2016
3) 佐藤 徹：病歴聴取と身体所見 気をつけることと鑑別診断．medicina 42 (13)：2099-2103, 2005
4) 小林裕幸：筋骨格系由来の胸痛の診断．JIM 16 (3)：206-208, 2006

第VI章

検査の組み立てとその評価

　ここまでのところで慌てる胸痛，慌てなくもよい胸痛は整理がついてきたと思う．診断を確定・除外するために検査が必要な疾患もあれば，検査がほとんど役に立たない疾患があることもわかってきたのではないだろうか．本章では，5 killer chest painでの診断に向けての検査の組み立てと評価，そして慌てなくてもよいとわかったあとに，胸痛の診断を確実につけていくうえでの検査の特性を考えていきたいと思う．

A 検査の流れ
B 各検査

第Ⅵ章　検査の組み立てとその評価

A　検査の流れ

おそらく急性期にはこんな検査の流れになるのではないかと思われる．

❶ とにもかくにも，10分以内に死亡する可能性がある患者を診ているならば，検査してすぐに結果が評価できるものが最優先である．
❷ 5 killer chest pain を相手にしている状況ならば，12誘導心電図が真っ先に行われるべきで，即座に冠動脈疾患の評価をする．激しい胸痛で患者がストレッチャーから動けないならば，ポータブルの胸部単純X線写真を撮影し，縦郭影の拡大や，気胸・緊張性気胸の有無を評価する．縦郭気腫や皮下気腫も合わせて評価する．
❸ 末梢ルート確保時に，おそらく，血算・生化学などの血液検査を行う．ここでは，心筋逸脱酵素（AST, ALT, CK, CKMB, D-dimer, トロポニンT）の項目を確実にオーダーする．
❹ 呼吸状態が芳しくないときは血液ガスを採取する．意識レベルが悪い時も血液ガスは行うべきである．
❺ この段階で冠動脈疾患や緊張性気胸がなければ，次には大動脈解離と肺塞栓，食道破裂の評価のために，胸部・腹部の造影CTを行う準備をしておく．冠動脈疾患ならば，循環器内科をコールして緊急のインターベンション治療に向けての準備を進める．
❻ 造影CTができるかどうかも含めて，腎機能の確認をする．生化学検査の結果を待つ．
❼ 心エコーができる状況ならば，CTを待っている間に評価を行う．心臓弁膜症の評価も心エコーでは有用である．
❽ 造影可能かどうかを判断してCTを行う．無論，CT撮影室には必ず医師が付いていく．

1行必殺技
転ばぬ先の血液ガス！

第Ⅵ章　検査の組み立てとその評価

B 各検査

① 血液検査（血算・生化学）

　心筋酵素が初診時に低くても，症状・所見がばっちりならば，追っていくことが肝心である．腎機能が悪い患者ではトロポニンTを測定しても評価につながらないことを知っておくべきである．おそらく，激しい胸痛の際には，白血球数やCRPは上がっている．この際，CRPの高い低いは実はあまり鑑別にも重症度にも関与しない．肺炎の重症度評価（CURB65，A-DROP）にもCRPは判定項目にはない．

　D-dimerは陰性のときに，除外診断に役立つのであって，陽性のときには確定診断できると考えてはいけない．肺血栓塞栓症におけるD-dimerの感度は94％，特異度は42％である（ちょっとした血栓が体内のどこかにあれば，D-dimerは陽性になり，今回の病気のエピソードに本当に関与しているかどうかは判定が難しい）．

> **1行必殺技**
> 「CRP上昇＝感染症しかない」と思っていると胸痛では自分が痛い目にあう！

② 12誘導心電図（図1, 2）

　最初に探すべきはST低下ではなく，ST上昇である．
　超急性期T波（hyperacute T wave），ST上昇，異常Q波および冠性T波を確認する．それぞれの波形は，心筋障害の程度を表しており，hyperacute T waveは心筋虚血を，ST上昇は全層性心筋障害を，異常Q波は心筋壊死を，冠性T波は非全層性心筋障害を表している．

　狭心発作に伴う心電図変化にはST偏位があり，ST下降は心内膜下に限局した非貫壁性心筋虚血を，ST上昇は心内膜から心外膜に及ぶ貫壁性

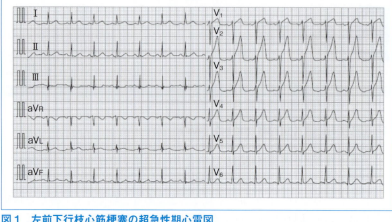

図1 左前下行枝心筋梗塞の超急性期心電図

左前下行枝の心筋梗塞発症2時間後の心電図．V_2〜V_4に超急性期T波（hyperacute T wave）を認める．心筋虚血を表し，幅が広く，先鋭化した高い陽性T波を超急性期T波という．ST部はT波に引き上げられるような形で上昇する．冠動脈閉塞直後に生じる．

（天野英夫：心筋梗塞．循環器ジャーナル65：355-361，2017より引用）

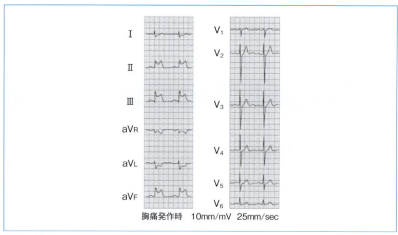

図2 狭心症発作時の心電図

（草間芳樹：狭心症．循環器ジャーナル65：349-354，2017より引用）

心筋虚血を示す．
　STのみならずU波の異常にも注意したい．前胸部誘導の陰性U波は前壁虚血を，陽性U波は後壁虚血を意味する．
　肺塞栓ではSIQIIITIIIパターンが特徴的とされるが，いつもあるとは限らない．
　心膜炎では下に凸のST上昇が有名である．

③ 胸部X線

　急性冠症候群では，心拡大や肺うっ血所見の有無を確認する．
　大動脈解離では，大動脈弓部を含めた縦隔の異常な拡大や，下行大動脈の外縁が気管分岐部の高さで正中線より5cm以上左側にシフトしている場合には解離を疑う．
　気胸が疑われたら聴診所見にかかわらず，必ず胸部X線写真で確認する．

④ 胸部CT（単純・造影）

　大動脈解離，肺塞栓症の評価には造影が必須である．
　肋骨骨折の評価や胸鎖関節部の評価，SAPHO症候群の評価には，骨条件で診ていく必要がある．剣状突起痛の評価にはmulti-planar reconstruction（MPR）の作成依頼もすべきである．

⑤ 肋骨単純X線

　肋骨の2方向の写真を撮影して評価する．
　転位のない肋骨骨折はX線にても診断がつかないことがあり，胸部外傷で痛みが6週間以上続いた場合は結果的に骨折と診断される場合もある．臨床的に骨折を疑いX線で判別が困難な場合は骨折の可能性があると患者に話しておくとよい．

⑥ MRI

　椎体炎や椎間板炎，頸椎症の評価などに有用である．骨や神経に由来する胸痛をみるときには大切なモダリティである．

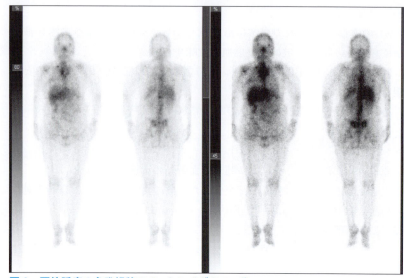

図3 悪性腫瘍の多発転移の Ga シンチグラフィ像
胸骨や脊椎への集積像を認める.

⑦ 骨シンチグラフィ,Ga シンチグラフィなど

　筋骨格系の胸痛で上記の検査でもよくわからないときに適応になる.悪性腫瘍の骨転移(図3)や SAPHO 症候群(第Ⅲ章の図41)の評価に用いる.

⑧ 超音波

　POCUS として近年では,肋骨骨折などの評価にも超音波検査が用いられるようになってきた.また,Mondor 病のように皮下の表在血管を確認することで簡便にすぐ診断できる場合もある.もちろん,心エコーとして,また,胆石の評価や胆嚢炎の評価として用いることもできる.胸痛の診療においても応用範囲が広がってきている.

⑨ 上部消化管内視鏡

　逆流性食道炎，胃潰瘍・十二指腸潰瘍のチェックのために行う．内視鏡所見陰性の逆流性食道炎もあるので，所見がなくても治療の適応になる場合がある．

文献

1) 横江正道：胸痛．呼吸器ジャーナル 66(1)：40-47, 2018
2) 天野英夫：心筋梗塞．循環器ジャーナル 65：355-361, 2017
3) 草間芳樹：狭心症．循環器ジャーナル 65：349-354, 2017
4) 山崎隆志：整形外科疾患．診断と治療 89(6)：951-956, 2001
5) 小淵岳恒：肋骨・胸骨骨折．medicina 55(12)：2053-2056, 2018

第VII章

ケーススタディで学ぼう
～胸痛・胸部不快感で来院した11症例のファイル～

　胸痛の総論，そして，鑑別疾患，病歴，身体所見，検査と学んできて，きっと，いままでよりも胸痛が怖くなくなり，そして，いままでよくわからないままにしていた胸痛も，実はあの病気だったんじゃないか，いや，こっちのこれだったかもしれないなど，アイデアが豊富になってきているのではないかと思う．ここで実際の症例をみてみることで，診療のポイントがどこにあるかを考えていきたいと思う．あるあるな症例から，ドキドキの症例まで，まさに胸痛のリアルな現場を想像しながら，症例を診ていただければと思う．

症例1	不安定狭心症
症例2	STEMI（ST上昇型心筋梗塞）
症例3	大動脈解離
症例4	緊張性気胸
症例5	急性心膜炎
症例6	肺塞栓症
症例7	食道破裂
症例8	肺炎（肺炎球菌性肺炎）
症例9	心臓神経症
症例10	胸鎖関節炎
症例11	逆流性食道炎

第Ⅶ章 ケーススタディで学ぼう

症例 1　不安定狭心症　Killer

74歳，男性

主　訴　胸痛

現病歴　12月中旬より，布団の上げ下ろしで胸痛が出る．約5分で消失．しめつける感じ．お正月に自宅の外に郵便物をとりにいったら，やはり胸痛が出て倒れそうになった．胸部絞扼感出現後，安静にしていると5分程度で徐々に症状は改善する．現在は症状なし．前回の心筋梗塞の時と同じような症状である．

既往歴　高血圧（−），糖尿病（−），脂質異常症（−），心筋梗塞（PCI施行），脳梗塞，鼠径ヘルニア手術歴あり，腰椎椎間板ヘルニア

服薬歴　エトドラク，バイアスピリン，カルベジロール，ロスバスタチン，ランソプラゾール，メコバラミン，シロスタゾール，レバミピド，イコサペント酸エチル，フランドルテープ

家族歴　なし．

アレルギー　なし．

生活歴　たばこ：20本，酒：なし，職業：無職，ADL：full

身体所見　BP：155/65 mmHg，HR：81/min，RR：13/min，BT：36.5℃，SpO$_2$：98％（room air）

意識レベルGCS：E4V5M6，155 cm，48 kg

眼瞼結膜貧血なし，眼球結膜黄疸なし，心音：整，肺音：清，腹部圧痛なし．

血液検査

血算		生化学			
WBC	4,300 /μL	TP	7.83 g/dL	Cr	0.86 mg/dL
Lymph	27.6 %	Alb	4.12 g/dL	BUN	14.4 mg/dL
Mono	10.3 %	CK	82 U/L	BG	109 mg/dL
Neut	59.5 %	AST	70 U/L	Na	135 mmol/L
Eosino	1.9 %	ALT	21 U/L	K	4.1 mmol/L
Baso	0.7 %	LDH	263 U/L	Cl	104 mmol/L
RBC	440 10⁴/mm³	ALP	216 U/L	T-Bil	0.45 mg/dL
Hb	13.3 g/dL	γGTP	55 U/L	CRP	0.2 mg/dL
Hct	38.9 %	Amy	109 U/L		
Plt	21.1 10⁴/μL			TropT	0.009 ng/mL
				CKMB	4 U/L

胸部単純X線写真 明らかな異常所見を認めず(図1).

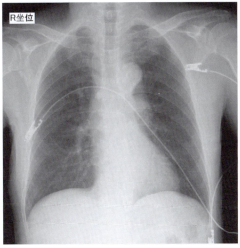

図1

心電図　明らかな ST 上昇は認めない（図 2）．

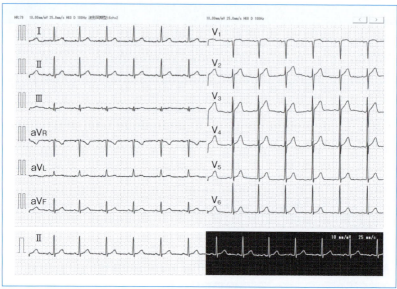

図 2

初期診断　急性冠症候群（不安定狭心症）
対　応　準緊急で CAG 施行し，LAD に 90％狭窄を認めて PCI 施行

> **POINT：検査重視でなく症候からの判断が重要．簡単に帰宅させてはいけない！**

症例2 STEMI（ST上昇型心筋梗塞） Killer

第Ⅶ章 ケーススタディで学ぼう

31歳, 男性, 胸部不快（気道が熱くなる感じ）

- **主訴** 右肩痛
- **現病歴** 受診前日, 夜9〜10時頃から, 右肩のあたりがだるい感じが出現. 症状があったり, なかったりであったが, 午後11時頃から持続性の痛みになった. 寝ると呼吸が苦しくなる. 呼吸すると気道が熱くなる感じ. 眠れず, 何度も目が醒めた. 明け方になっても軽快しないので救急外来を受診した. 現在は, 右腕のだるさ, 冷や汗が軽度ある.
- **ROS** 冷や汗（＋）, 胸痛（−）, 胸部不快感（＋）, 絞扼感（−）, 咳（−）, 咽頭痛（−）, 流涎（−）, 嚥下時痛（−）
- **既往歴** 高血圧（＋）, 糖尿病（−）, 脂質異常症（＋）
- **家族歴** 父：高血圧, 弟：最近インフルエンザにかかった
- **生活歴** 喫煙20本/日×12年, 飲酒なし
- **身体所見** BP：147/93mmHg, HR：94/min, RR；19/min, BT：35.9℃, SpO_2：97％（room air）, 172cm, 90kg
眼瞼結膜貧血なし, 眼球結膜黄疸なし, 心音：雑音なし, リズム整, 呼吸音：清, 腹部：平坦かつ軟, 圧痛なし, 下腿浮腫なし.

ROS：review of systems

血液検査

血算		生化学			
WBC	14,800 /μL	TP	7.33 g/dL	Cr	0.83 mg/dL
Lymph	19.3 %	Alb	5.03 g/dL	UA	5.83 mg/dL
Mono	3.7 %	CK	136 U/L	BUN	15.2 mg/dL
Neut	76.3 %	AST	27 U/L	BG	225 mg/dL
Eosino	0.6 %	ALT	66 U/L	Na	139 mmol/L
Baso	0.1 %	LDH	322 U/L	K	3.6 mmol/L
RBC	524 10⁴/mm³	ALP	222 U/L	Cl	99 mmol/L
Hb	16.8 g/dL	γGTP	77 U/L	T-Bil	1.34 mg/dL
Hct	46.0 %	Amy	44 U/L	CRP	0.20 mg/dL
Plt	25.7 10⁴/μL				
		T-chol	250 mg/dL	TropT	陰性 ng/mL
		TG	102 mg/dL	CKMB	8 U/L

胸部単純Ｘ線写真

明らかな異常所見を認めず（図3）．

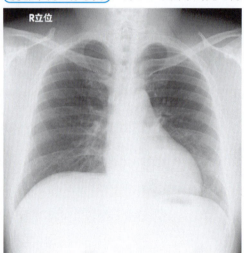

図3

心電図 Ⅱ，Ⅲ，aVF で ST 上昇を認める（図 4）．

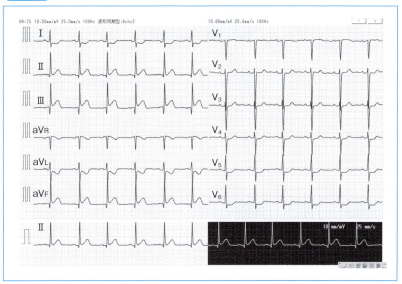

図 4

初期診断 急性冠症候群（STEMI：下壁梗塞）
対 応 緊急 CAG 施行し，#3 が 100％閉塞，#7 が 90％狭窄，PCI 施行

> POINT：冷や汗をかいている点がかなり重症感を表している．
> 　　　　即座に心電図をとろう！

症例3　大動脈解離　Killer

58歳，男性

主訴　胸痛

現病歴　工事現場でセメントを練る作業をしていた．作業中に突然，前胸部痛が出現．絞扼感様の胸痛で冷や汗を伴った．そのまま，救急車で来院．

既往歴　高血圧（＋），糖尿病：不明，脂質異常症（－），高血圧 指摘されていたが内服はしていない．

家族歴　なし．

生活歴　タバコ40本/日×38年，アルコール：機会飲酒

身体所見　BP：174/84 mmHg，HR：80/min，RR：30/min，BT：35.1℃，SpO_2：100％（マスク10L/min）

意識清明（JCS：0），苦悶様顔貌あり，冷や汗著明．眼瞼結膜貧血なし，眼球結膜黄染なし，咽頭発赤なし，頸部リンパ節腫脹なし．心音：雑音なし，リズム不整，呼吸音：清，腹部：平坦かつ軟，圧痛なし，四肢に浮腫なし．

血液検査

血算		生化学			
WBC	13,800 /μL	TP	7.87 g/dL	Cr	1.17 mg/dL
Lymph	18.7 %	CK	69 U/L	UA	4.19 mg/dL
Mono	3.4 %	AST	20 U/L	BUN	19.0 mg/dL
Neut	77.5 %	ALT	9 U/L	BG	161 mg/dL
Eosino	0.2 %	LDH	362 U/L	Na	145 mmol/L
Baso	0.2 %			K	3.2 mmol/L
RBC	473 10^4/mm^3			Cl	105 mmol/L
Hb	15.5 g/dL			T-Bil	1.02 mg/dL
Hct	43.5 %			CRP	2.63 mg/dL
Plt	18.8 10^4/μL				
				TropT	陰性 ng/mL
				CKMB	30 U/L

胸部単純X線写真　上縦隔陰影の拡大を認める（図5）．

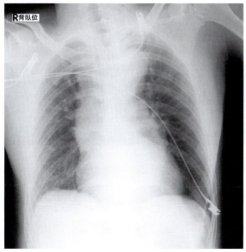

図5

[心電図] 左室肥大の疑い．脈は不整（図6）．

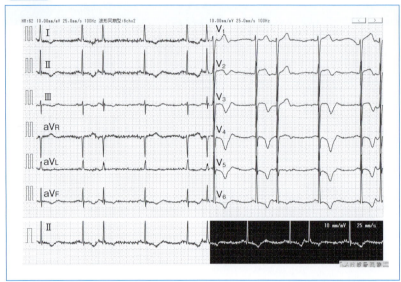

図6

[胸部腹部造影CT] Stanford B型解離（図7）．

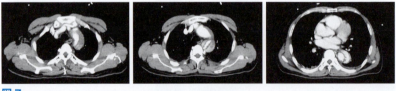

図7

[初期診断] 急性大動脈解離（Stanford B型）
[対　応] 保存的治療

> **POINT：sudden onset の胸痛は"詰まる，破れる，ねじれる"を思いだすこと！**

症例 4 緊張性気胸 　Killer

74歳，男性

- **主訴**　胸痛，呼吸困難
- **現病歴**　午前7時頃に朝食（あんパン，ミルク）．その後，車いすでトイレへ行き，ベッドに戻って横になったところ，突然左の肩甲骨付近の痛みと胸痛，呼吸困難が出現した．救急車要請し，当院救急外来に搬送．
- **既往歴**　高血圧（−），糖尿病（−），脂質異常症（−）．若い時に十二指腸潰瘍，結核あり．前立腺がんがあり骨転移あり，肺転移疑いあり．
- **投薬歴**　リュープリン注，ゾメタ注，デュロテップ，ボルタレン，ロキソニン，タケプロン
- **家族歴**　なし．
- **生活歴**　ADLは車いす介助で家庭内，タバコ（−），酒（−）
- **身体所見**　救急隊接触時 BP：199/81 mmHg，HR：150/min，RR：48/min，SpO$_2$：70％（room air），冷や汗あり．

来院時 BP：125/80 mmHg，HR：135/min，RR：36/min，SpO$_2$：90％（O$_2$：マスク10L），冷や汗あり．

意識レベル JCS：I-1，頭頸部　頸静脈怒張なし，心音：雑音なし，リズム整，呼吸音：左呼吸音減弱，ラ音なし，腹部：平坦かつ軟，圧痛なし．下肢に浮腫や発赤なし．

血液検査

血算		生化学			
WBC	6,800 /μL	TP	7.0 g/dL	Na	136 mmol/L
Lymph	36.1 %	CK	78 U/L	K	4.0 mmol/L
Mono	7.5 %	AST	29 U/L	Cl	104 mmol/L
Neut	51.4 %	ALT	6 U/L	T-Bil	0.52 mg/dL
Eosino	4.9 %	LDH	337 U/L	CRP	1.27 mg/dL
Baso	0.1 %	Cr	0.85 mg/dL	TropT	陰性 ng/mL
RBC	451 $10^4/mm^3$	BUN	13.7 mg/dL		
Hb	11.7 g/dL	BG	235 mg/dL	pH	7.36
Hct	37.1 %			PCO_2	31.7 mmHg
Plt	25.9 $10^4/μL$			PO_2	57.4 mmHg
				HCO_3^-	17.5 mmol/L
				BE	−6.6
				SaO_2	89 %

胸部単純X線写真

左気胸,縦郭の右側への偏移(図8).

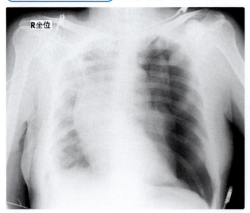

図8

心電図 洞調律．アーチファクト（図9）．

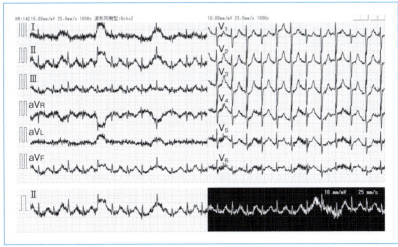

図9

初期診断 左緊張性気胸
対 応 緊急脱気を行った

> POINT：痛みより苦しさが前面に出てくる可能性あり！ 意識が悪くなる前に脱気！

症例5 急性心膜炎 Killer

23歳，男性

主訴 胸痛

現病歴 12月24日夜，飲酒中に前胸部にズキズキとした痛みが出現した．胸が締めつけられるような感じあり．胸以外にも奥歯や肩にも痛みが広がっていた．呼吸による痛みの変化はなかった．鎮痛薬を使って我慢していた．翌日，夜就寝中に胸痛で目が覚めて，痛みが治まらないため救急外来を受診した．来院時の痛みはVASで3/10，冷や汗はなかった．

既往歴 高血圧（＋）健診で指摘，糖尿病（－），脂質異常症（－）

服薬歴 なし．

家族歴 祖父：高血圧，母：糖尿病

生活歴 たばこ20本/日×5年，飲酒時々ビール350 mL

身体所見 BP：121/80 mmHg, HR：81/min, RR：20/min, BT：37.0℃, SpO$_2$：98％（room air）
意識清明，眼瞼結膜：貧血なし，眼球結膜：黄染なし，頸部リンパ節腫大なし．心音：雑音なし，心膜摩擦音なし，呼吸音：清，ラ音なし．腹部：平坦かつ軟，圧痛なし，四肢に浮腫なし，皮疹なし．

血液検査

血算		生化学			
WBC	7,900 /μL	TP	7.82 g/dL	Cr	0.75 mg/dL
Lymph	31.4 %	Alb	4.84 g/dL	BUN	8.9 mg/dL
Mono	7.7 %	CK	577 U/L	BG	96 mg/dL
Neut	59.6 %	AST	127 U/L	Na	140 mmol/L
Eosino	1.0 %	ALT	30 U/L	K	3.3 mmol/L
Baso	0.3 %	LDH	234 U/L	Cl	103 mmol/L
RBC	593 10^4/mm^3	Amy	58 U/L	T-Bil	0.52 mg/dL
Hb	17.4 g/dL			CRP	2.51 mg/dL
Hct	49.7 %				
Plt	23.6 10^4/μL			TropT	陽性 ng/mL
				CKMB	86 U/L

胸部単純X線写真 明らかな異常所見を認めず (図10).

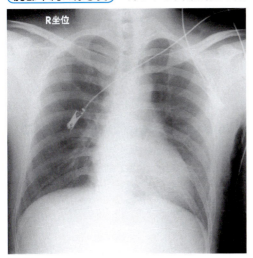

図10

心電図 多くの誘導でST上昇あり（図11）．

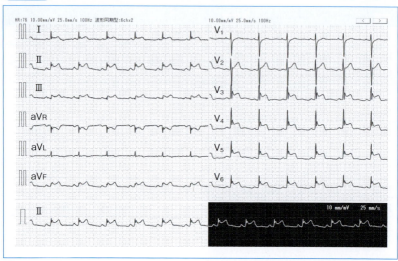

図11

初期診断 急性心膜炎
対　応 アセトアミノフェン治療で軽快

> POINT：若い人の胸痛は coronary risk が低いので，鑑別診断を広めに考えよう！

第Ⅶ章　ケーススタディで学ぼう

症例 6　肺塞栓症　Killer

82歳，女性

主訴　胸痛，息切れ

現病歴　半年前くらいから労作時の息切れをときどき自覚するようになった．近医にて狭心症といわれ，フランドルテープで経過観察していた．徐々に息切れがひどくなり，7月21日頃より労作時胸痛も自覚するようになった．7月24日当院に紹介受診．外来受診を待っている間に，胸が痛くなってきてニトログリセリンを内服しにトイレに行ったところ，脱力で動けなくなってしまった．院内のスタッフがトイレにいくと，便器に座ってぐったりとしている患者を発見．家族に確認すると，胸痛があってニトログリセリンを内服してトイレに行ったら，排尿後に白目になりぐったりしていたとのこと．救急外来に移送された．

既往歴　高血圧（−），糖尿病（−），脂質異常症（−），狭心症あり．

服薬歴　カルフィーナ，バイアスピリン，エパデール，フランドルテープ，ジルチアゼム

家族歴　なし．

アレルギー　なし．

生活歴　たばこ：なし，酒：なし，ADL：自立

身体所見　sBP：60 mmHg台，HR：100/min，RR：24/min，SpO$_2$：82%（room air）
冷や汗あり．意識レベル：声かけに返答あり．心音：雑音なし，整．呼吸音：清，左右差なし．腹部：平坦かつ軟，圧痛なし．

血液検査

血算			生化学				
WBC	8,400 /μL		TP	7.03 g/dL	Na	137 mmol/L
Lymph	31.2 %		Alb	3.88 g/dL	K	4.2 mmol/L
Mono	4.4 %		CK	84 U/L	Cl	107 mmol/L
Neut	64.1 %		AST	64 U/L	T-Bil	0.92 mg/dL
Eosino	0.1 %		ALT	71 U/L	CRP	0.1 mg/dL
Baso	0.2 %		LDH	277 U/L	D-dimer	5.3 μg/mL
RBC	460 10^4/mm^3		ALP	282 U/L	TropT	0.033 ng/mL
Hb	14.2 g/dL		γGTP	161 U/L	CKMB	15 U/L
Hct	41.5 %		Amy	84 U/L	pH	7.433
Plt	17.6 10^4/μL		Cr	0.92 mg/dL	PCO$_2$	22.5 mmHg
			BUN	14.3 mg/dL	PO$_2$	86.7 mmHg
			BG	175 mg/dL	HCO$_3^-$	14.8 mmol/L
					BE	-7.3
					SaO$_2$	96.3 %

胸部単純X線写真 明らかな異常所見を認めず（図12）．

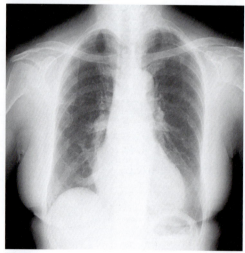

図12

心電図 SI, QIII を認める（図 13）.

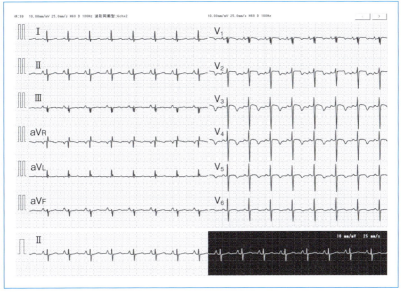

図 13

胸部造影 CT （図 14）

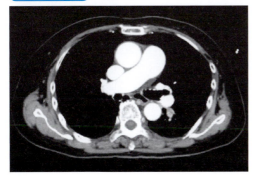

図 14

初期診断 肺塞栓症
対 応 ICU管理

POINT：酸素を投与しているのに，なかなか上がらない SpO₂ がポイントになることも！

第Ⅶ章　ケーススタディで学ぼう

症例 7　食道破裂　Killer

74歳，男性

主訴　前胸部〜上腹部痛，背部痛

現病歴　前日の夜21時頃に，夕食でビールを飲みながらハマチなどの刺身を食べた．その後，嘔吐した際に背部痛が出現し冷や汗があった．吐血はしなかった．今までにないくらいの痛みがあり，現在も痛みが継続している．呼吸をすると痛みあり．どちらかというと右側が痛い．深呼吸時に痛みが増悪し浅い呼吸しかできない．近医で急性胃腸炎の診断をされ紹介状持参で救急外来受診．

既往歴　高血圧（＋），糖尿病（−），脂質異常症（＋），肺結核あり，胃潰瘍あり．

服薬歴　降圧薬，安定剤（手帳なく来院時不明）

家族歴　なし．

アレルギー　なし．

生活歴　タバコ：17〜18本/日×56年（現在も），飲酒：ビール350mL/日

身体所見　BP：117/56mmHg，HR：72/min，RR：16/min，SpO_2：95％（room air），BT：36.7℃

意識清明　呼吸浅め．160cm，53kg，心音：雑音なし，整，呼吸音：清　腹部：平坦かつ軟，剣状突起すぐ尾側あたりに圧痛軽度あり，筋性防御（−），反跳痛（−），CVA叩打痛−/＋，叩打痛，圧痛よりも呼吸時の痛みが強い．腰部に圧痛なし．

血液検査

血算		生化学			
WBC	12,400 /μL	TP	7.37 g/dL	Cr	1.12 mg/dL
Lymph	4.5 %	Alb	3.95 g/dL	BUN	17.2 mg/dL
Mono	4.3 %	CK	41 U/L	BG	207 mg/dL
Neut	91.1 %	AST	17 U/L	Na	136 mmol/L
Eosino	0.0 %	ALT	14 U/L	K	3.9 mmol/L
Baso	0.1 %	LDH	232 U/L	Cl	104 mmol/L
RBC	477 10⁴/mm³	ALP	264 U/L	T-Bil	1.17 mg/dL
Hb	14.4 g/dL	γGTP	29 U/L	CRP	0.47 mg/dL
Hct	42.2 %	Amy	90 U/L	D-dimer	1.56 μg/mL
Plt	25.5 10⁴/μL			TropT	0.007 ng/mL
				CKMB	4 U/L

胸部単純X線写真 縦郭気腫の疑いあり（図15）．

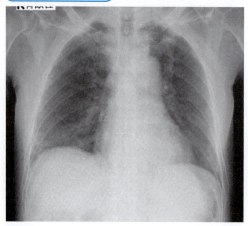

図15

心電図 上室性期外収縮．QTc 延長．明らかな異常所見を認めず（図16）．

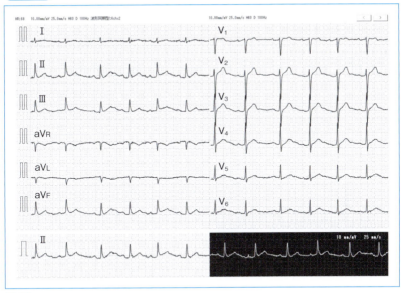

図16

胸部腹部造影CT 食道部位に free air を認める（図17）．

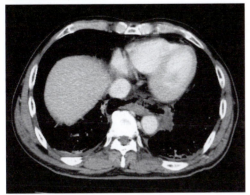

図17

初期診断　特発性食道破裂
対　応　緊急手術

> POINT：有名であるがあまりない．でも嘔吐後の胸痛では要注意！

第Ⅶ章 ケーススタディで学ぼう

症例 8　肺炎（肺炎球菌性肺炎） Common

72歳，男性

主訴　右前胸部痛，ふるえ

現病歴　前日の夜22時頃，ソファに座っていたところ，自分ではどうしようもないふるえあり60分程度で治まった．そのまま就寝した．翌朝，起床時は何ともなく，午前中に近医受診した．採血で炎症反応上昇あり，肺炎，慢性心不全急性増悪の疑いで当院へ救急搬送．右側胸部痛あるが呼吸苦の自覚はなかった．

既往歴　高血圧（＋），糖尿病（＋），脂質異常症（＋），心房細動（＋），慢性心不全（＋），高尿酸血症（＋）

服薬歴　ヘルベッサー，ラニラピッド，メインテート，ミカルディス，イグザレルト，フェブリク，ウルソ，パリエット，アテレック，リバロ

家族歴　特になし．

アレルギー　特になし．

生活歴　タバコ・アルコールなし．

身体所見　BP：134/61 mmHg，HR：75/min，RR 33/min，SpO_2：91％（リザーバマスク15 L/min），BT 37.4℃
眼瞼結膜貧血なし，眼球結膜黄染なし，心音：雑音なし，リズム整，呼吸音：右下肺野で減弱．wheeze（－），crackles（＋），下腿浮腫＋/＋

血液検査

血算		生化学			
WBC	11,400 /μL	TP	6.73 g/dL	Na	139 mmol/L
Lymph	8.1 %	Alb	3.62 g/dL	K	4.2 mmol/L
Mono	4.6 %	CK	1,223 U/L	Cl	105 mmol/L
Neut	87.0 %	AST	37 U/L	T-Bil	2.18 mg/dL
Eosino	0.0 %	ALT	25 U/L	CRP	17.63 mg/dL
Baso	0.3 %	LDH	205 U/L		
RBC	437 10⁴/mm³	ALP	213 U/L	pH	7.475
Hb	13.8 g/dL	γGTP	60 U/L	PCO_2	28.2 mmHg
Hct	39.3 %	Amy	45 U/L	PO_2	45.0 mmHg
Plt	16.7 10⁴/μL	Cr	1.36 mg/dL	HCO_3^-	20.5 mmol/L
		BUN	23.0 mg/dL	BE	−1.5 ng/mL
		BG	101 mg/dL	SaO_2	81.2 %
		TropT	0.047 ng/mL	尿中肺炎球菌抗原	陽性
		CKMB	3 U/L		

胸部単純X線写真 右肺炎（図18）．　**胸部CT** 右肺炎，胸水貯留（図19）．

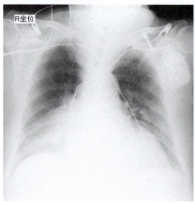

図18

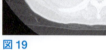

図19

心電図　心房細動（図20）．

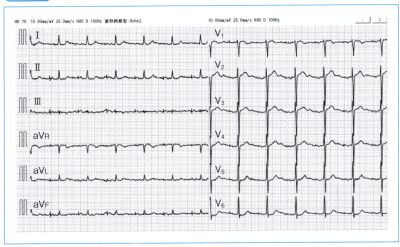

図20

初期診断　右肺炎
対応　酸素化不良のため，気管挿管して ICU 管理
後日，痰培養と血液培養から，*Streptococcus pneumoniae* 検出し，肺炎球菌性肺炎と診断（ペニシリン感受性ありの肺炎球菌（PSSP））

> POINT：胸痛が目立つ肺炎はやはり肺炎球菌性肺炎である．
> でも，治療を見据えて培養も確実に採取しよう！

第Ⅶ章 ケーススタディで学ぼう

症例 9　心臓神経症　Common

20歳，男性

主　訴　前胸部痛

現病歴　自分の好きなアイドルが先日，不整脈で亡くなった．そのころから自分も同じ年なのでそうなのかもしれないと思うようになり，胸の痛みが出現．自分でも，心の問題だと思っているが，だんだん，胸の痛みが強くなってくるような気がしたため，近医を受診．ホルター心電図では異常はなかったが，胸痛の評価のため，総合内科に紹介受診．冷や汗（−），息切れ（−）．

既往歴　高血圧（−），糖尿病（−），脂質異常症（−）

服薬歴　なし．

家族歴　なし．

アレルギー　なし．

生活歴　タバコ・アルコールなし．大学1年生

身体所見　BP：138/69 mmHg，HR：97 min，RR：12/min，BT：36.8℃，SpO_2：98％（room air）．
意識清明，会話良好．呼吸パターン問題なし．眼瞼結膜貧血なし，眼球結膜黄染なし．心音：雑音なし，リズム整．呼吸音：清

血液検査 特記すべき異常なし.

血算		生化学			
WBC	6,400 /μL	TP	8.13 g/dL	Cr	0.78 mg/dL
Lymph	22.1 %	Alb	5.04 g/dL	UA	0.68 mg/dL
Mono	6.0 %	CK	88 U/L	BUN	14.2 mg/dL
Neut	68.4 %	AST	42 U/L	BG	96 mg/dL
Eosino	3.0 %	ALT	77 U/L	Na	139 mmol/L
Baso	0.5 %	LDH	177 U/L	K	4.3 mmol/L
RBC	563 $10^4/mm^3$	ALP	331 U/L	Cl	104 mmol/L
Hb	17.1 g/dL	γGTP	52 U/L	T-Bil	0.63 mg/dL
Hct	49.2 %	Amy	118 U/L	CRP	0.14 mg/dL
Plt	26.5 $10^4/\mu L$				
				TSH	1.23 μIU/mL
				fT4	1.42 ng/dL

胸部単純X線写真 特記すべき異常なし(図21).

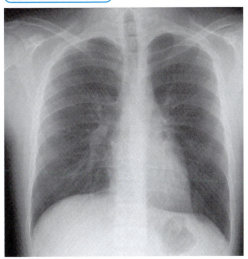

図21

心電図　洞調律．特記すべき異常なし（図22）．

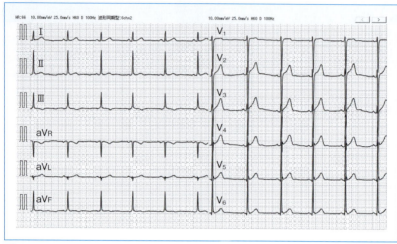

図22

初期診断　心臓神経症
対　応　　特に何もせず

POINT：とにかくまずは話をよく聞いてあげよう．そして不安を取り除こう！

1行必殺技
胸がキュンとするときは恋の病である．だけど，若い人の胸痛を恋の病ですませてはいけないときがある．

第Ⅶ章　ケーススタディで学ぼう

症例10　胸鎖関節炎　Rare

57歳, 女性

主訴　右胸部痛, 発熱

現病歴　5日前の夜から右鎖骨の下が痛くなった. ひどい時は箸も持てないほど痛かった. 4日前の朝から39℃台の発熱あり. 自宅近くの内科クリニックでCT撮影するも異常ない, 心電図も異常なし. インフルエンザ迅速抗原検査も陰性だった. 3日前も39℃台の発熱が続き, 近医受診したが原因不明. 2日前に地域の総合病院に紹介されて受診した. 呼吸器内科に受診しCT再検したところ胸肋関節炎と診断された. 解熱鎮痛薬を飲みながら様子を見るようにと言われた. しかし, その後も, 39℃台の発熱が続き, 熱が上がるときに悪寒戦慄がある. 6時間ごとでNSAIDsを使用していた. NSAIDsの使用により一時的に38℃前後まで低下するが, すぐに上昇し改善が思わしくないため当院救急外来に受診.

既往歴　高血圧（−）, 糖尿病（−）, 脂質異常症（−）. 両変形性膝関節症あり. 腰椎ヘルニアあり.

服薬歴　変形性膝関節症にロキソプロフェン, トラムセット, レバミピド, ネキシウムの内服あり. 近医内科よりポンタール.

家族歴　なし.

アレルギー　なし.

生活歴　タバコ・アルコールなし.

身体所見　BP：139/75 mmHg, HR：100/min, RR：15/min, BT：37.6℃, SpO_2：96％（room air）
意識レベル GCS：E4V5M6, 眼瞼結膜貧血なし, 眼球結膜黄染なし. 心音：雑音なし, リズム整. 呼吸音：清, 右胸鎖関節を中心に圧痛あり. Janeway lesion（−）, Osler結節（−）

【血液検査】

血算		生化学			
WBC	18,500 /μL	TP	7.79 g/dL	Cr	0.67 mg/dL
Lymph	8.8 %	Alb	3.76 g/dL	BUN	11.8 mg/dL
Mono	6.8 %	CK	47 U/L	BG	118 mg/dL
Neut	84.1 %	AST	42 U/L	Na	139 mmol/L
Eosino	0.1 %	ALT	62 U/L	K	3.3 mmol/L
Baso	0.2 %	LDH	182 U/L	Cl	104 mmol/L
RBC	410 10⁴/mm³	ALP	344 U/L	T-Bil	0.85 mg/dL
Hb	13.0 g/dL	γGTP	168 U/L	CRP	17.4 mg/dL
Hct	37.3 %			RF	5.0 IU/mL
Plt	22.8 10⁴/μL			ANA	40 倍
				ACPA	0.6 U/mL

【胸部単純CT】 右胸鎖関節に炎症所見（図23）．

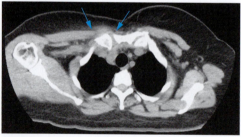

図23

（心電図） 特記すべき異常なし（図24）．

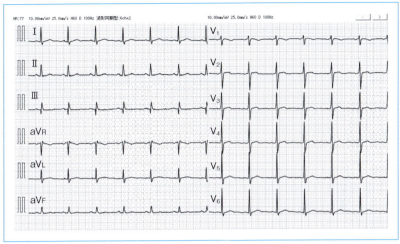

図24

（初期診断） 右胸鎖関節炎
（対　応） 胸鎖関節部穿刺，抗菌薬投与

> POINT：ときどき遭遇する病態である．でも，こんなのも胸痛だねと思っていれば怖くない！

症例11 逆流性食道炎 Common

48歳，男性

主訴 胸部不快感，たまに痛みとして自覚

現病歴 2週間前くらいから，何かの拍子に胸の不快感を自覚．何かしら胸に異物があるような感じがしたり，たまにこみ上げるような感じを自覚．なんとも言えない嫌な感じで，時には痛みとして感じることもあった．数時間，不快感を自覚していつの間にか消失する．

既往歴 高血圧，糖尿病，脂質異常症 いずれも異常なし．

服薬歴 なし．

家族歴 なし．

アレルギー なし．

生活歴 タバコ・アルコールなし，職業：医師

身体所見 意識清明，BP：136/80 mmHg，HR：86/min，RR：12/min，SpO_2：98％（room air）
眼瞼結膜貧血なし，眼球結膜黄染なし，心音：雑音なし，リズム整．呼吸音：清，腹部：平坦かつ軟，圧痛なし．

血液検査 特記すべき異常なし．

胸部単純X線写真 特記すべき異常なし．

心電図 特記すべき異常なし．

上部消化管内視鏡検査 （図25）

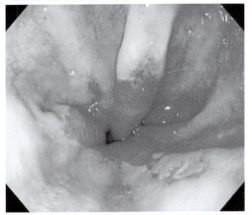

図25　LA分類：Grade B の逆流性食道炎

初期診断　逆流性食道炎
対　応　プロトンポンプ阻害薬投与にて現在も治療中

POINT：めちゃくちゃたくさんいる！ でも，逆食だと高を括るとドツボにはまる！ 診断は謙虚に謙虚に！

索　引

欧　文

A
acute coronary syndrome（ACS）　12
aortic dissection　16
aortic stenosis（AS）　75
ARDS　32, 61

B
Boerhaave 症候群　30

C
cervical angina　104
costochondritis　91
CTEPH　26

D
DeBakey 分類　17

E
Ehlers-Danlos 症候群　18, 99

G
gastro-esophageal reflux disease（GERD）　36

J
Jackson 圧迫テスト　105

L
Lemierre 症候群　70
Levine sign　129

M
Mackler の 3 徴　31
Mallory-Weiss 症候群　43

Marfan 症候群　18
Meigs 症候群　56
Mondor 病　85
Murphy 徴候　48, 49, 145

N
non-cardiac chest pain（NCCP）　7, 36, 39
NSTEMI　12
Numerical Rating Scale（NRS）　133

P
PE rule-out criteria（PERC）　23, 24
pleuritic pain　55
precordial catch syndrome　119
pulmonary embolism（PE）　21, 26

S
SAPHO 症候群　100
spontaneous sternoclavicular subluxation　99
Spurling test　105
ST 上昇型心筋梗塞　12, 159
Stanford 分類　17
STEMI　12, 159
sternalis syndrome　95

T
Tietze 症候群　91, 92
toxic shock syndrome（TSS）　84
transcatheter aortic valve implantation（TAVI）　77
transcatheter aortic valve replacement（TAVR）　77

U
unstable angina（UA） 12, 156

V
Visual Analogue Scale（VAS） 133

W
walled-off necrosis（WON） 54
Wells criteria 23

X
xiphodynia 97

和文

あ
アカラシア 42

い
胃潰瘍 45
胃食道逆流症 36

う
うっ滞性乳腺炎 83

か
過換気症候群 113
化膿性乳腺炎 83

き
気管支炎 64
逆流性食道炎 36, 188
急性冠症候群 12
急性呼吸促迫症候群 32, 61
急性心膜炎 168
急性膵炎 51
急性胆囊炎 49

胸骨筋症候群 95
胸鎖関節亜脱臼 99
胸鎖関節炎 185
胸膜炎 55
胸膜痛 55
胸膜癒着術 59
緊張性気胸 27, 165

け
経カテーテル大動脈弁留置術 77
頸静脈化膿性血栓症 70
頸椎症 104
頸椎ヘルニア 108
結核 56
剣状突起痛 97

し
縦隔炎 67
縦隔洞炎 67
十二指腸潰瘍 45
掌蹠膿疱症 102
食道破裂 175
心外膜炎 71
心気障害 113
心臓神経症 113, 182
身体表現性障害 113, 118
心膜炎 71
心膜摩擦音 74

せ
脊髄腫瘍 106
脊椎圧迫骨折 107
脊椎炎 110
脊椎関節炎 101
脊椎腫瘍 106
全身性エリテマトーデス 56
先天性大動脈二尖弁 18

た

帯状疱疹　81
大動脈解離　16, 162
大動脈弁狭窄症　74
たこつぼ型心筋症　77
胆石発作　46

て

ティーツェ症候群　91, 92

と

トキシックショック症候群　84
特発性食道破裂　30
突然死　12

な

ナットクラッカー食道　40
鉛中毒　112

に

乳腺炎　83

の

膿胸　59

は

肺炎　59, 179
肺がん　65
肺血栓塞栓症　21, 26
肺塞栓症　171
肺塞栓除外基準　23, 24

パニック症　115
パニック障害　113, 115
パンコースト腫瘍　65

ひ

非ST上昇型心筋梗塞　12
非心臓性胸痛　7, 36, 39
びまん性食道けいれん　39

ふ

5 killer chest pain　5
不安神経症　113
不安定狭心症　12, 156

へ

ヘルニア　109

ま

慢性血栓塞栓性肺高血圧症　26

む

無石胆嚢炎　49
胸やけ　40

り

リウマチ　56

ろ

肋軟骨炎　90
肋骨骨折　88

検印省略

この1冊で極める
胸痛の診断学
あわてずに正確な診断をつけるために

定価（本体 3,800 円 + 税）

2019年4月25日　第1版　第1刷発行

著　者　横江 正道（よこえ まさみち）
発行者　浅井 麻紀
発行所　株式会社 文光堂
　　　　〒113-0033　東京都文京区本郷7-2-7
　　　　TEL（03）3813-5478（営業）
　　　　　　（03）3813-5411（編集）

© 横江正道, 2019　　　　　　　　　　　　　　　印刷・製本：広研印刷

乱丁，落丁の際はお取り替えいたします．
ISBN978-4-8306-1026-4　　　　　　　　　Printed in Japan

・本書の複製権，翻訳権・翻案権，上映権，譲渡権，公衆送信権（送信可能化権を含む），二次的著作物の利用に関する原著作者の権利は，株式会社文光堂が保有します．
・本書を無断で複製する行為（コピー，スキャン，デジタルデータ化など）は，私的使用のための複製など著作権法上の限られた例外を除き禁じられています．大学，病院，企業などにおいて，業務上使用する目的で上記の行為を行うことは，使用範囲が内部に限られるものであっても私的使用には該当せず，違法です．また私的使用に該当する場合であっても，代行業者等の第三者に依頼して上記の行為を行うことは違法となります．
・JCOPY〈出版者著作権管理機構　委託出版物〉
　本書を複製される場合は，そのつど事前に出版者著作権管理機構（電話03-5244-5088，FAX 03-5244-5089，e-mail : info@jcopy.or.jp）の許諾を得てください．